环境视光学

主编 张洪波 鲁向阳 苏 强

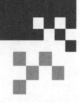

U0198697

北方联合出版传媒（集团）股份有限公司

辽宁科学技术出版社

图书在版编目（CIP）数据

环境视光学 / 张洪波，鲁向阳，苏强主编 . —沈阳：
辽宁科学技术出版社，2023.11
ISBN 978-7-5591-3172-0

Ⅰ.①环…　Ⅱ.①张…　②鲁…　③苏…　Ⅲ.①屈
光学　Ⅳ.① R778

中国国家版本馆 CIP 数据核字（2023）第 153781 号

出版发行：辽宁科学技术出版社
　　　　　（地址：沈阳市和平区十一纬路25号　邮编：110003）
印　刷　者：辽宁鼎籍数码科技有限公司
经　销　者：各地新华书店
幅面尺寸：184 mm × 260 mm
印　　张：10
字　　数：200 千字
出版时间：2023 年 11 月第 1 版
印刷时间：2023 年 11 月第 1 次印刷
责任编辑：吴兰兰
封面设计：顾　娜
版式设计：顾　娜
责任校对：王春茹

书　　号：ISBN 978-7-5591-3172-0
定　　价：98.00元

联系电话：024-23284363
http://www.lnkj.com.cn

主编简介

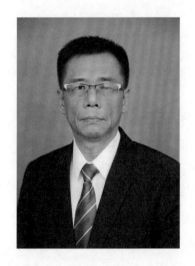

鲁向阳

　　1986 年毕业于南开大学分校医用物理专业。从事视光专业教学及管理工作近 30 年。曾于 1999 年到美国新英格兰视光学院进修。曾负责《几何光学》《环境视光学》《视光学商品知识》《经营管理学》的教学工作，曾负责视光教学基地和视光合资公司的管理工作，具有丰富的教学及管理经验。

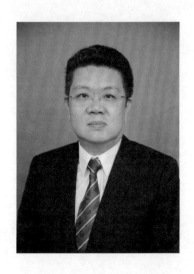

张洪波

　　1974 年 6 月出生，男，汉族，医学硕士，现任天津医科大学眼视光学院讲师，主要从事眼视光学教学和科研工作，从事功能性眼病的诊疗与研究。主编《双眼视与低视力》，副主编《临床双眼视觉学》，参编《临床眼视光学视觉健康管理》。主持教育部基金 2 项研究课题。在国内外期刊上发表 SCI 论文多篇，授权国家专利 5 项。

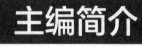

主编简介

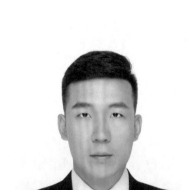

苏强

1992年8月出生，男，汉族，光学工程博士，现任天津医科大学眼视光学院讲师，主要从事眼视光医学教学和眼视光仪器诊疗设备的研究。作为主要研究人员参与了国家973项目、自然科学基金面上项目、国家重点研发计划、全军装备预研、教育部基金等多项研究课题。在国内外期刊上发表SCI论文20余篇，授权国家专利11项。

前　言

　　辐射在人类日常生活的各个方面扮演着重要角色，是观察世界、理解环境信息的重要媒介，并对人们的健康和福祉产生着深远影响。但在日常生活中人们谈辐射色变，错误地认为辐射对人体都是有害的，殊不知生活中不可或缺的可见光也是辐射中的一部分。从办公室的人工照明，到户外的自然阳光，从电子设备的蓝光辐射，到夜间照明的光污染，眼睛每天都必须应对来自各个方向和不同来源的看得见及看不见的辐射影响。如何正确地认识辐射，以及辐射对视觉系统的影响，是每个人都需要掌握的知识。为了更好地理解并应对各类环境因素对人类视觉的挑战，我们编写了《环境视光学》这本书，旨在为视光学专业学生和视光工作者甚至普通人群提供一定的参考。

　　第一章主要介绍了辐射的分类、性质及特点，辐射度学和光度学研究的内容、规律和基本物理量，立体角概念，光谱光视效率和光谱光视效能，以及辐射与物质相互作用的过程和各种辐射现象对人类的影响。

　　第二章详细阐述了电离辐射的生物学效应，非电离辐射的接触机会和场所以及对眼组织的作用、影响和防护。

　　第三章专门介绍了视频终端引发的视觉问题及特点，以及环境光源和视觉环境对人类视觉健康的影响，并提供了一系列的解决方案来帮助改善人们的视觉环境。

　　第四章则关注环境光污染的分类、特点、对人类的影响及危害，介绍了对比度的相关知识，对眩光定义及分类、产生的危害及控制进行了详细的阐述。

　　第五章介绍了热岛效应、噪声污染、颜色因素和视觉污染等与环境相关的其他因素对人类视觉的影响，以及如何减轻并利用这些环境因素影响的方法。

　　第六章对全书内容进行了概况总结，同时也指出了今后需要改进的地方。对未来如何利用新科技的发展为环境视光学服务进行了展望。

　　在编写过程中，我们通过详细而深入的分析帮助读者理解各种环境因素对视觉的影响，提高人们保护视力的意识，优化视觉环境。我们期待这本书对人们的日常生活和职业生涯产生积极影响，为视觉健康提供有力支持。

目 录

第一章 辐射与辐射源

　　辐射是一种普遍存在于我们周围的物理现象。无论是原子核还是使用手机，都会产生辐射。人们在日常生活中会接触到各种不同的辐射源，例如核电站周围、乘坐飞机、进行胸部透视和大脑扫描等。甚至一些常见的家用电器，如电视机、微波炉和电冰箱，在使用过程中也会产生辐射，并对人类健康产生影响。辐射强弱取决于所处的环境和物品，因此不同生活和工作环境可能会产生不同程度的辐射。

　　人们虽然无法完全避免有害辐射，但可以采取措施降低其影响，保障自身健康和安全。例如，在使用电器时应遵循使用说明，并尽量避免长时间接触；在医院影像诊断时，应尽量减少辐射剂量及照射次数，使用保护措施如穿防辐射服、佩戴防辐射眼镜等；在高海拔地区工作时，应注意防护措施并定期进行体检。

第一节 辐射及其分类

一、辐射分类

　　辐射是指以波或粒子的形式发射或传递的能量。根据能量和穿透力的不同，辐射可以被分为电离辐射和非电离辐射。电离辐射主要包括粒子辐射和高能电磁辐射。粒子辐射由 α 粒子、β 粒子、质子和中子组成。它们具有高能量和较强的穿透能力。高能电磁辐射包括 X 射线和 γ 射线，它们也同样具有高能量和强大的穿透力。非电离辐射包括低能量电磁波和超声波。低能量电磁波包括紫外线、可见光、红外线、微波和无线电波等。这些辐射具有较低的能量和较弱的穿透力。图 1.1 展示了这些辐射类型的示意图。

　　辐射并非都是有害的，需要正确理解和对待不同类型的辐射。除了有害的辐射，例如电离辐射，还有一些辐射是我们日常生活中必需的，如可见光和其他低能量电磁波。正确处理辐射的关键是采取适当的措施来减少有害辐射的曝光机会和剂量。这包括遵循安全操作规程和使用指南，限制接触高能辐射源，如核设施和放射性物质。对于职业暴露于辐射的工作者，应该配备合适的防护设备，确保工作环境符合安全标准。

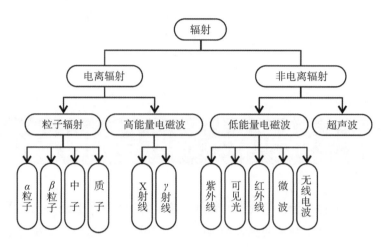

图 1.1 电磁辐射分类

此外，在日常生活中使用电器和科技产品时，我们也应该合理使用并尽量避免不必要的辐射暴露。遵循使用说明、避免长时间接触以及保持适当的距离都是降低辐射暴露的有效方法。对于飞行和医疗检查等可能带来辐射的情况，我们应该采取必要的防护措施，并遵循专业人士的建议。

辐射剂量是辐射对人体影响大小的重要指标，用来衡量人体组织吸收的辐射能量大小。主单位为西弗（Sv），表示每千克人体组织吸收 1 焦耳（J）能量为 1 Sv。然而，在日常生活中，西弗是一个非常大的单位。因此，通常采用较小的单位，如毫西弗（mSv）或微西弗（μSv）来描述辐射剂量。单位之间的转换关系如下：1 Sv=10^3 mSv=10^6 μSv。

辐射剂量的大小受多种因素影响，包括辐射源的类型、辐射强度、暴露时间和距离等。不同生活和工作环境会受到不同大小的辐射剂量，当辐射剂量达到一定水平时，可能会对人体产生不同程度的危害。

（一）电离辐射

原子是构成物质的基本单位，由原子核和核外电子构成。原子核是由质子和中子组成的，它们通过强相互作用力吸引形成稳定的结构。质子和中子是由更基本的粒子夸克组成的，其中质子由两个上夸克和一个下夸克组成，而中子由一个上夸克和两个下夸克组成。这些夸克之间的相互作用力称为强相互作用力，是一种最强的相互作用力。由于强相互作用力的作用，原子核中的质子和中子紧密结合，形成一个极为稳定的结构，如图 1.2。

电离（Ionization）作用是指在物理能量的作用下，原子、分子裂解成离子的过程。电子从电子壳层中被击出，使原子带正电；而在碰撞中原子得到了电子，成为阴离子，如图 1.3。电离作用通常是由带电粒子，如 α 粒子、β 粒子、质子等，或是不带电粒子、射线的运动所导致，如中子、X 射线、γ 射线等。这些粒子在物质中传播时，会与原子或分子相互作用，导致原子或分子中的电子被剥离或激发。

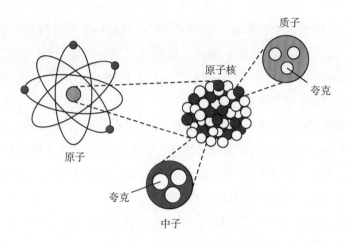

图 1.2 原子结构示意图

电离作用对于物质的性质和应用都会造成重要影响，例如在医学领域中放射疗法、辐射杀菌等技术就需要利用电离作用来产生辐射。同时，电离作用也会带来一定危害，例如长时间曝光在高强度辐射下可能会导致细胞损伤和突变，引发人类健康问题。因此，对于电离作用的了解和控制是非常重要的。

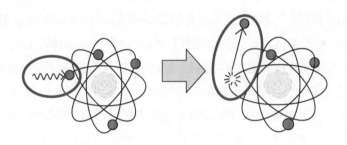

图 1.3 电离辐射原理图

电离辐射的全称是致电离辐射，是一种能够引起原子、分子电离的辐射，其波长通常小于 100 nm。由于电离辐射具有短波长、高频率及高能量等特点，对生物体具有较强的穿透能力和杀伤作用。电离辐射包括中子、质子、α 粒子、β 粒子、X 射线、γ 射线等。通过与物质相互作用，这些辐射可以直接或间接引起原子、分子电离，进而产生生物效应。

值得注意的是，电离辐射产生的能量大小取决于电离激发射线（粒子或波）所携带的能量大小，而不取决于数量的多少。也就是说即使射线数量再多，如果没有足够的电离能量，也不能引起电离辐射。因此，人们在利用电离辐射时，需要根据具体应用场景，控制辐射剂量，避免产生不良的生物效应。

1. 粒子辐射

包括 α 粒子、β 粒子、中子和质子等粒子辐射，该类粒子具有静止质量。早期这些高能粒子主要来源于天然放射性元素，如铀、镭等放射出的高能射线。除了自然放射性元素，人工放射性同位素的使用也可能产生粒子辐射，如放射性医疗用品、核反应堆等。

（1）α 粒子与 α 射线

1898 年，卢瑟福发现铀和铀化合物发出的射线有 α 射线和 β 射线两种不同类型。1919 年，卢瑟福用 α 粒子轰击氮核发现了质子，因此被誉为"原子核之父"。通过测定 α 粒子质量和电荷，确定 α 粒子是氦原子核，其功能可达 MeV 量级。通过观察 α 粒子在电场和磁场中偏转的方向，研究人员得出 α 粒子带有正电荷。

α 射线为氦原子核流，也称"甲种射线"，它可由多种放射性物质（如镭）辐射出，主要特点为电离本领强，穿透能力差。

由于 α 粒子质量比电子大很多，通过物质时极易使其中的原子电离而损失能量，所以它穿透物质的本领比 β 射线弱得多，容易被薄层物质所阻挡，但其电离作用很强。一张纸或一层皮肤就可以将其完全吸收。由于强电离作用，α 射线对人体内组织破坏能力较大。

（2）β 粒子和 β 射线

β 粒子是放射性物质发生 β 衰变，从而释放出的带负电荷的高能量电子，其速度可达至光速的 99%。β 射线为高速 β 粒子流，又称"乙种射线"，贯穿能力很强，但电离作用相对于 α 射线较弱。β 射线特点是电离本领比 α 射线小得多，但穿透本领比 α 射线大，比 X 射线和 γ 射线射程短，易被铝箔、有机玻璃等材料吸收。β 粒子能被体外衣服消减、阻挡或被一张几毫米厚的铝箔完全阻挡。通常不能穿透皮肤的表层，但高能 β 射线会导致皮肤灼伤。

一旦 β 粒子进入体内，其对人体内部组织的辐射危害很大。电离辐射能引起细胞化学平衡的改变，某些改变会引起癌变。电离辐射能造成体内细胞中的遗传物质 DNA 的损伤，这种影响甚至可能传到下一代，导致新生一代畸形、先天白血病等疾病。因此，应该尽可能减少接触 β 放射性物质的机会，对于接触到 β 放射性物质的人员应该采取必要的安全措施，以保护自己的健康。

（3）中子与中子辐射

中子是一种电中性粒子，由英国物理学家詹姆斯·查德威克和意大利物理学家恩里科·费米等人于 1932 年发现。中子不带电荷，因此穿透物质的能力非常强，能够穿透甚至破坏物体中的原子结构。中子的存在对于核反应、核聚变和核裂变等过程有着非常重要的作用，被广泛应用于核能和放射性同位素的制备等领域。

中子辐射对人体的危害主要表现为生物效应高。人体受到中子辐射后，会导致机体造血器官衰竭、消化系统损伤和中枢神经损伤，同时易感染且程度重，还可造成恶性肿瘤、白血病、白内障等。相对生物效应危害为 X 或 γ 射线的 2～14 倍，且中子辐射还会产生遗传效应，影响受辐射者后代发育。因此，中子辐射对人类健康造成了非常严重的危害。

（4）质子辐射

质子辐射是由一定能量的质子（氢核）组成，带正电，常见于太空辐射背景中。其能量范围为 1～10^3 MeV，对人体健康以及电子元器件有很强的破坏作用。当质子辐射作用于人体或生物体时，可引起组织细胞中的原子或分子发生变化，使受辐射细胞被杀伤或发生变异，导致各种健康危害的发生。

低能质子（<10 MeV）很容易防护，而高能质子则有很强的穿透性。例如，10 MeV 质子仅需要厚度为 0.06 cm 的铝箔就能实现完全防护，而 10^3 MeV 的质子甚至能穿透 150 cm 厚的铝墙。

先进的医疗放疗技术就是合理利用质子辐射为病患治疗恶性肿瘤的典范。质子放疗是使用质子加速器产生高能质子束，在精确控制下射入人体，将能量准确地释放到病变部位，即靶向治疗，以达到治疗效果，治愈率极高，副作用极小。相较于传统的射线治疗，质子放疗的射线粒子能量在进入肿瘤细胞内才会释放，因此可以避免对附近正常组织的损伤。质子放疗已被广泛用于多种恶性肿瘤的治疗，具有重要的临床意义。

然而，质子放疗技术仍面临着一些挑战。其中一个挑战是高昂的成本，由于需要使用大型加速器和复杂的治疗设备，质子放疗的设备和设施建设成本非常高昂，这使得其在某些地区的普及程度较低。另外，还需要更多的研究和技术进步来进一步完善质子放疗的技术，并拓展其在治疗更广泛的病症方面的应用。

2. 高能电磁辐射

电磁波（即电磁辐射）由同相振荡且互相垂直的电场与磁场在空间中以波的形式传递能量，如图 1.4 所示。电磁辐射是以光子为载体，向空间中辐射能量，而高能电磁辐射是指 X 射线和 γ 射线。

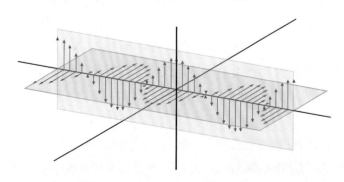

图 1.4　电磁辐射传输示意图，其中电场和磁场方向相互正交

电磁波中 X 射线和 γ 射线具有放射性辐射特性，而紫外光、可见光、红外线、微波、无线电波等具有电磁辐射特性，如图 1.5 所示。日常生活中通常提到的电磁辐射，除特别说明外是不包含 X 射线和 γ 射线的。

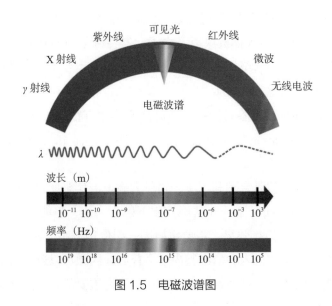

图 1.5　电磁波谱图

（1）X 射线

1895 年，德国物理学家威廉·康拉德·伦琴发现了 X 射线，故又称伦琴射线。1901 年获诺贝尔物理学奖，这是诺贝尔奖历史上第一个物理学奖项。X 射线来自核外电子的相互作用，它是原子中的电子由高能级轨道向能量相差悬殊的低能级轨道跃迁而释放的粒子流。

X 射线是一种电磁波，波长为 0.001 ~ 10 nm，不带电。其能量很高，波长很短，可以穿透物体，而且在物体内的穿透程度取决于物体组织的密度和厚度。因此，X 射线在医学上被广泛应用于诊断和治疗各种疾病，如骨折、肺部感染、消化道疾病等。医学上应用的 X 射线波长为 0.001 ~ 0.1 nm，单光子能量为 1.24 ~ 124 MeV，其能量远远高于可见光。

X 射线可用于工业检测、安全检查和科学研究等领域。X 射线的应用需要非常小心，因为长时间接触高剂量的 X 射线会对人体造成伤害。因此，接触 X 射线时必须采取适当的安全措施，以减小人员曝光和风险。

（2）γ 射线

1900 年，法国科学家维拉德发现了 γ 射线。γ 射线是继 α、β 射线后发现的第三种原子核射线。它是一种高能电磁辐射，其波长非常短，小于 0.001 nm，不带电，能量非常高，可以穿透物质，具有很强的穿透力。X 射线和 γ 射线又称为光子，光子无静止质量。

γ射线产生的方式有两种：一种是原子核从高能基发态到低能基发态的原子核衰变过程中产生；另一种是原子核受到粒子撞击而放出一个或几个粒子的核反应过程中产生，这些反应会导致原子核的能量状态发生改变，从而释放出高能γ射线。

γ射线能够穿透人体，进入人体内部并与体内细胞发生电离作用。γ射线造成物质电离产生的离子能够侵蚀复杂的有机分子，如构成活细胞组织的主要成分包括蛋白质、核酸和酶等，导致人体内的正常化学过程受到干扰，严重的情况下会引起细胞死亡。

由于γ射线对人体组织具有较强的穿透力和电离能力，因此它在医学上的应用比较广泛，如放射治疗、核医学等。在放射治疗中，通常使用放射性同位素或线性加速器产生的γ射线来杀死癌细胞。但长时间接触高剂量的γ射线也会对人体造成伤害，可能引起癌症等疾病。因此在使用γ射线时必须采取适当的防护措施，以保护人员的健康和安全。

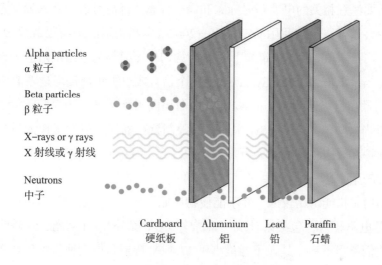

图 1.6　不同电磁波穿透力能力对比图

中国放射防护法规要求，凡存有放射性物质和辐射源的地方，以及含有放射性物质或射线源的产品、设备等都应标有电离辐射标志和警告标志，如图 1.7 所示。这些警告标志提醒人们注意可能发生的危险，其背景为黄色，正三角形边框及电离辐射标志图均为黑色，"当心电离辐射"用黑色粗等线体字。设置电离辐射警示标志是放射防护的重要措施之一，用以保护公众安全健康。

电离辐射警示标志一般分为电离辐射标志和电离辐射警告标志。放射诊疗工作场所入口处应设置电离辐射警告标志，装有放射性同位素和放射性废物的设备、容器等应设置电离辐射标志。而放射性同位素和放射性废物的储存场所除了设置电离辐射警告标志外，还应有必要的文字说明。这些标志和说明的设置目的是让附近人知道这里有电离辐射，不要靠近。

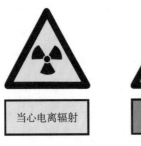

图 1.7　电离辐射警示牌

在日常生活中需要注意不同的辐射来源，如太阳、电视、手机、微波炉等，而这些设备的辐射水平一般都处于安全范围内。但是，当我们接触到一些含有放射性物质或射线源的设备时，需要注意相关的电离辐射标志和警告标志，远离可能存在的辐射危险。

对于放射性工作人员，我国 GB18871—2002《电离辐射防护与辐射源安全基本标准》规定了年剂量当量限值。具体规定如下：全身均匀外照射年剂量当量限值为 50 mSv/y，眼睛晶体年剂量当量限值为 150 mSv/y，其他单个器官或组织年剂量当量限值为 500 mSv/y，特殊照射年剂量当量限值为 100 mSv/ 次，生命周期累计年剂量当量限值为 250 mSv，应急照射年剂量当量限值为 250 mSv/ 次。这些限制旨在确保放射性工作人员受到辐射的风险最小化，保护其健康和安全。

（二）非电离辐射

非电离辐射是指能量比较低，并不能使物质原子或分子产生光致电离的辐射。非电离辐射为低能量电磁辐射，包括紫外线（深紫外 EUV 除外）、可见光、红外线、微波及无线电波等。它们能量不高，其光子能量小于 12.4 eV 辐射，但会使得物质内粒子震动，从而使其温度上升。不同波长非电离辐射对生物体的影响也不同，例如，紫外线可以引起皮肤癌和眼病，而可见光和红外线则会对视网膜产生损伤，长时间曝光于微波辐射会引起头痛、疲劳等不适症状。

（1）紫外线（UVR）

1801 年，德国物理学家里特发现：在日光光谱的紫端外侧一段能够使含有溴化银的照相底片感光，从而发现了紫外线的存在。

紫外线是指对应真空中波长为 10 ~ 380 nm 辐射的总称，其不能引起人们的视觉感触。紫外辐射可以分为 4 类：近紫外（UVA）315 ~ 380 nm、中紫外（UVB）280 ~ 315 nm、远紫外（UVC）100 ~ 280 nm、深紫外（EUV）10 ~ 100 nm。

UVA 辐射能够穿透地球大气层到达地面，对人体眼睛和皮肤有一定的伤害作用。UVB 辐射能够引起皮肤红肿和晒伤，是导致皮肤癌的主要原因之一。UVC 辐射被大气层吸收，通常不会对人体造成伤害。EUV 能够引起材料表面的化学反应，应用前景广阔，例如微电子制造、光刻等。

紫外线照射会让皮肤产生大量自由基，导致细胞膜过氧化反应，使黑色素细胞产生更多黑色素，并分布到表皮角质层，造成黑色斑点。紫外线可以说是造成皮肤皱纹、老化、松弛及黑斑的最大元凶。另外，紫外线照射人体时，又能促进人体合成维生素 D，以防止患佝偻病，经常让小孩晒太阳就是这个道理。紫外线还具有杀菌作用，医院里的病房就利用紫外线消毒。

紫外线对人眼有强烈的刺激作用，因其具有波长短、频率高和能量高的特性，在眼睛视网膜区域的穿透力强，长时间照射可以使视网膜发生黄斑性病变。除此之外，紫外线也会对皮肤造成伤害，导致皮肤晒伤、皮肤老化、黑斑等问题。电子产品中往往也会有少量紫外线和大量接近于紫外线频段的紫光和蓝光。长时间使用电子产品，这些高能紫外线和蓝紫光对人眼睛也会造成巨大且不可逆的伤害，进而造成视力下降、视线模糊、发黄、昏暗等现象，并且可能会造成视网膜黄斑性病变。除此之外，社会生活中特殊行业，如医院消杀、高功率激光切割、电焊等使用场所均存在紫外线辐射。因此，在这些场所工作的人们要采取安全措施，如佩戴紫外线护目镜、穿戴防护服等。生活中如果看到图 1.8 所示的紫外线警示牌，要尽快远离，以避免不必要的伤害。

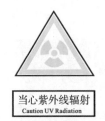
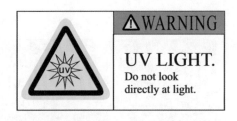

图 1.8 紫外线警示牌

紫外线在一年四季都存在，但通常呈现呈周期性的变化。以北半球为例，如图 1.9 所示，其中 10 月至次年 2 月紫外线强度较低，同年 4 月至 8 月的紫外线比冬季强 80%。因此，在紫外线强的季节，人们要注意采取相应的防护措施，比如戴帽子、戴太阳镜、穿遮阳衣等。同时，在户外活动时也要尽量避免在紫外线强烈的时段进行，比如中午时分。对于长期在户外工作的人群，应定期进行皮肤检查，及时发现皮肤问题。

（2）可见光（VIS）

1666 年，英国科学家牛顿揭示了光色学性质和颜色的秘密，他用三棱镜进行分光实验解释了太阳光是各种颜色的混合光，并发现光频率决定了光颜色。

可见光（VIS）是电磁波谱中人眼可以感知的部分，一般人眼睛可以感知的电磁波频率为 390 ~ 790 THz，波长为 380 ~ 760 nm。可见光频率由低到高分别是红、橙、黄、绿、蓝、靛、紫颜色，如图 1.10 所示。

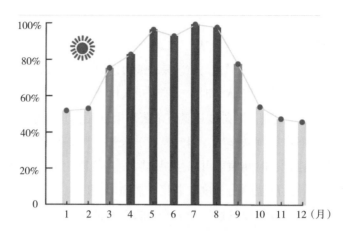

图 1.9 一年中紫外线变化曲线，以 7 月份紫外线辐射量为归一化相对系数

可见光的主要天然光源是太阳，主要人工光源是白炽物体（特别是白炽灯），它们所发射的可见光谱是连续的。气体放电管也发射可见光，但其光谱是分立的。常见的可见光灯具有白炽灯、卤素灯、荧光灯、节能灯、LED 灯、高压钠灯、金卤灯、无极灯、霓虹灯等。

图 1.10 可见光光谱示意图，从左到右颜色分别为红、橙、黄、绿、蓝、靛、紫，
其频率依次增高，波长逐渐缩短

（3）红外线（IR）

在 1800 年，英国科学家赫歇尔进行了一项实验，用三棱镜将太阳光分解开，在各种不同颜色的色带位置上放置了温度计，试图测量各种颜色光的加热效应。结果发现位于红光外侧的那支温度计升温最快。因此得出结论，太阳光谱中，红光的外侧必定存在着看不见的光线，这就是红外线。

红外线的频率比可见光低，波长比可见光长，人眼不能直接感知。红外线在医疗、安全、通信、热成像、军事等领域有着广泛应用。例如，热成像仪可以通过感应物体发出的红外辐射，测量其温度分布。同时，红外线在生活中也应用广泛，例如遥控器、热水器、微波炉、红外线夜视仪等设备都使用了红外线技术。

红外线波长范围为 760～106 nm（即 1 mm），可分为 3 部分：近红外线（IRA）760～

1400 nm、中红外线（IRB）1400 ~ 3000 nm 和远红外线（IRC）3000 ~ 10^6 nm。一切高于绝对零度（-273.15 ℃）的物质都可以产生红外线，现代物理学也称红外线为热射线。

红外线（尤其是远红外线）具有很强的热效应，它能够与生物体内大多数无机分子和有机大分子发生共振，使这些分子运动加速并相互摩擦，进而产生热量。因此，红外线可以用于加热，例如在工业生产、烤箱和电磁炉等领域中广泛应用。此外，红外线也可以应用于分子光谱研究中，用于确定物质的结构和化学键类型。

在医疗领域，红外线主要分为近红外线和远红外线。近红外线具有较好的穿透性，可穿入人体组织较深 5 ~ 10 mm，因此被广泛应用于医疗检测和诊断中。远红外线多被表层皮肤吸收，穿透组织深度小于 2 mm，可以起到一定的温热效应和促进血液循环的作用，用于治疗肌肉骨骼疾病、皮肤疾病和缓解疲劳等。同时，需要注意的是，红外线也具有一定的危害性，如过度接触可能会引起皮肤灼伤或眼部损伤，因此在使用红外线治疗时应注意安全使用。

（4）微波

微波的频率范围为 0.3 ~ 300 GHz，即微波是波长范围在 1 mm 至 1 m 之间电磁波的统称。微波频率比一般无线电波频率高，通常也称为"超高频电磁波"。根据频率不同，微波可以分为 3 个部分：特高频（UHF）300 ~ 3000 MHz、超高频（SHF）3 ~ 30 GHz 和极高频（EHF）30 ~ 300 GHz。

微波主要特性是可以穿透许多非导电性的材料，如玻璃、塑料和瓷器等，但会被吸收和反射，导致在一些特定材料内部产生微波场。对于水和食物等具有一定导电性的物质，微波会被吸收并转化为热能，这就是微波加热原理。除了加热应用之外，微波在通信、雷达和医疗等领域也有着广泛应用。

（5）无线电波

无线电波是电磁波的一种，其波长大于 1 m，频率小于 300 MHz，又称作射频波。由于无线电波是由振荡电路的交变电流而产生，可以通过天线发射和吸收。无线电波频率从低到高排列为：中频（MF）300 ~ 3000 kHz、高频（HF）3 ~ 30 MHz 和甚高频（VHF）30 ~ 300 MHz。

最早，无线电波应用于航海中，使用莫尔斯电码在船与陆地间传递信息。现在，无线电波应用已经十分广泛，包括无线数据网络、各种移动通信以及无线电广播等。无线电波也用于天文学中，被称为射电波，例如通过无线电望远镜探测宇宙中射电信号。此外，无线电波还可以用于雷达系统，用于跟踪飞机和天气系统等。

无线电波是一种强电磁波，长期接触无线电波可能会对人体健康产生负面影响。因此，应当尽量减少长时间接触无线电波的情况。

（6）超声波

超声波是声波的一部分，与可闻声波有相同之处，都是由物质振动而产生的，并且只能在介质中传播。声波是一种机械波，由物体（声源）振动产生，声波传播的空间称为声场。在气体和液体介质中传播时是一种纵波，但在固体介质中传播时可能混有横波。

根据声波的频率，可分为 3 种：次声波（频率 <20 Hz）、可闻声波（频率为 $20 \sim 2 \times 10^4$ Hz）和超声波（频率 $>2 \times 10^4$ Hz）。

次声波既看不到，又听不见，可它却无处不在。地震、火山爆发、风暴、海浪冲击、枪炮发射、热核爆炸等都会产生次声波，科学家借助仪器可以"听到"它。次声波频率低（$0 \sim 20$ Hz），传播速度等于可闻声波（空气中约为 340 m/s）。大气对其吸收甚少，传播几千公里，其吸收不到万分之几，能传到几公里至十几万公里之外。具有极强穿透力，可穿透大气、海水、土壤、钢筋水泥构成的建筑物、坦克、军舰、潜艇和飞机。

由于人体内脏固有振动频率为 $0.01 \sim 20$ Hz，因此次声波可引起内脏共振，造成头晕、烦躁、耳鸣、恶心、内脏受损、死亡等不良影响，因此在某些情况下需要采取措施避免次声波的影响。

虽然次声波可以破坏自然环境和伤害人体，但我们可以利用次声波预测台风、火山爆发、雷暴等自然灾害性事件；探测某些大规模气象过程的性质和规律，如沙尘暴、龙卷风及大气中电磁波的扰动；了解人体或其他生物相应器官的活动情况，如检查人体或其他生物器官工作是否正常；利用次声武器一般只伤害人员，不会造成环境污染的特性实现其在军事上的应用。

超声波可在气体、液体、固体、固熔体等介质中有效传播，可传递很强的能量，并且能发生反射、干涉、叠加和共振现象。超声波在液体介质中传播时，能够在界面上产生强烈的冲击和空化现象。超声波的频率高于 20 kHz，通常用于医学诊断、材料检测、清洗、焊接等领域。在医学上，超声波可以用来检查人体内部器官、组织和血管的状况。还可用于查看胎儿状况，通过测量反射回来的声波信号的时间和强度，可以确定胎儿的大小、位置和发育情况。此外，超声波还可以测量眼轴长度、眼底状况等，如图 1.11。在材料检测领域，超声波可以检测材料中的缺陷和裂纹。在工业上，超声波可用于清洗和焊接。

声波是一种波动现象，不同物种之间发生的频率存在巨大差异。人耳可以听到的声波频率一般为 $20 \sim 20000$ Hz，而许多动物可以发出和接收超过这一范围的声波，如图 1.12。测量声波的指标一个是声强，单位为瓦 / 平方米（W/m^2）；另一个是响度，单位为贝尔（Bel）和分贝（Decibel）。

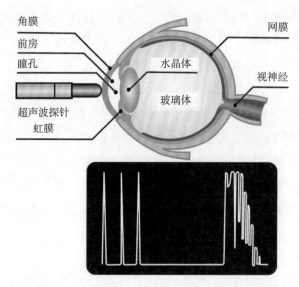

图 1.11　超声波在眼科医学上的应用，上下图分别为眼球和典型眼球超声波形示意图

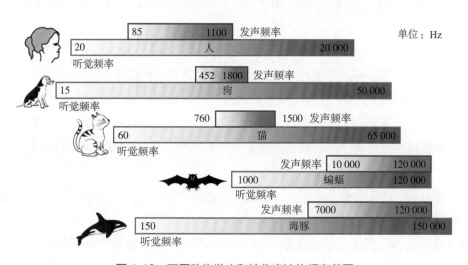

图 1.12　不同动物发出和接收声波的频率范围

二、辐射度学与光度学

物理学家用来定量描述能量强度大小的量有两类：一类是物理的客观强度，即辐射度学（Radiometry），另一类是生理、心理的主观强度，即光度学（Photometry）。

在学习本节之前，先介绍一下这两种强度描述的基本含义和研究范围。

辐射度学是一门研究电磁辐射能测量的科学，用能量单位描述辐射能的客观物理量，其研究范围是整个电磁辐射谱区，通常使用下脚标 e 表示。

光度学是考虑到人眼主观因素后相应的计量学科，描述平均人眼接收光辐射能所引起视觉刺激大小的度量，其研究范围为可见光波段内，通常使用下脚标 v 表示。

辐射度学与光度学都是定量分析辐射能量和光能量大小，其研究方法和概念上基本相同，基本物理量一一对应；不同之处在于辐射度学是研究整个电磁辐射谱区中各种电磁辐射强弱的学科，其包含一系列可以测量电磁辐射的科技，是物理客观量；光度学的研究范围仅限于可见光波段，是主观量相互作用的结果。

辐射度单位和光度单位是两套不同的单位体系。辐射度单位体系中，辐射通量或者辐射能是基本量，是只与辐射客体有关的量，其基本单位是瓦特（W）或者焦耳（J）。光度单位体系是一套反映视觉亮暗特性的光辐射计量单位，被选作基本量的不是光通量而是发光强度，其基本单位是坎德拉。

（一）辐射度学基本物理量

辐射度学中基本物理量有辐射能（Radiant Energy）、辐射通量（Radiant Flux）、辐射强度（Radiation Intensity）、辐射亮度（Radiance）、辐射出射度（Spectral Radiant Emittance）和辐射照度（Irradiance）。相应单位包括焦耳（J）、瓦（W）、瓦/球面度（W/sr）、瓦/（球面度·米^2）[W/（sr·m^2）]、瓦/米^2（Wm^{-2}）。

1. 辐射能（Q_e）

辐射能简称辐能，描述以辐射的形式发射、传输或接收的能量。辐射能是测量电磁辐射和引力辐射所得到的能量，其大小可以通过计算辐射通量关于时间的积分得到，即 $Q_e = \int \Phi_e dt$，单位是焦耳（J）。这个术语常被用于描述电磁辐射或引力辐射到环境中的情况，而这种辐射未必肉眼可见。辐射能概念在辐射治疗、核能领域、太阳能等方面有着广泛应用。

我们通过以下的辐射度量来进一步描述辐射能随时间、空间、方向等的分布特性。

2. 辐射通量（Φ_e）

辐射通量又称辐射能通量或辐射功率，是单位时间内通过某一面积的所有电磁辐射（包括红外、紫外和可见光）总功率的度量，既可以指辐射源发出辐射功率，也可以指到达特定表面的辐射能量功率，如图 1.13 所示。

表达式为：$\Phi_e = \dfrac{dQ_e}{dt}$

其中 Φ_e 表示辐射通量，dQ_e 表示通过表面的辐射能量，dt 表示时间。辐射通量与光源辐射能量大小有关，通常用于描述辐射源发出的辐射能量总量，其单位为瓦特（W），1 瓦特等于每秒 1 焦耳（J/s）。

辐射通量是非常重要的辐射度量。因为许多光源的发射特性以及辐射接收器的响应值不取决于辐射能的时间积累值，而取决于辐射通量的大小。

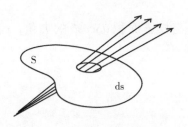

图 1.13　辐射通量示意图

3. 辐射强度（I_e）

（1）立体角（Solidangle）

立体角 Ω 是二维空间的平面角向三维空间的推广，用于描述空间中一个点所能看到的空间范围大小。定义为：以锥体的基点为球心做一球表面，锥体在球表面上所截取部分的表面积 ds 和球半径 r 的平方之比，即 $d\Omega = \dfrac{ds}{r^2}$，立体角的单位是球面度（Steradian, sr），如图 1.14 所示。

证明：整个球的立体角为 4π。

如图 1.14 b 所示，得 $d\Omega = \dfrac{ds}{r^2} = \dfrac{r^2 \sin\theta d\theta d\varphi}{r^2} = \theta d\theta d\varphi$，其中，$\theta$ 和 φ 分别为天顶角和为方位角。

那么，$d\Omega = \iint_{\theta\varphi}\sin\theta d\theta d\varphi = \int_0^\pi \sin\theta d\theta \int_0^{2\pi} d\theta = 4\pi$。

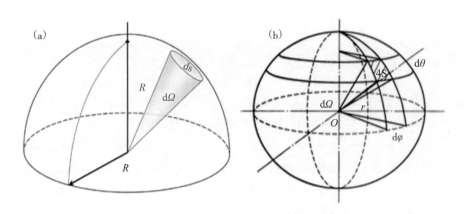

图 1.14　a. 立体角示意图。b. 球体的立体角

对于半径为 r 的球，其表面积等于 $4\pi^2$，所以一个辐射源向整个空间发出辐射能或者一个物体从整个空间接收辐射能时，其对应的立体角为 4π 球面度，而半球空间所张的立体角为 2π 球面度。

一般情况，对于一个给定顶点 O 和一个随意方向的微小面积 dS，对应的立体角为：

$d\Omega = \dfrac{dS\cos\theta}{r^2}$，其中，$\theta$ 为 dS 与投影面积 $dS\cos\theta$ 的夹角，r 为顶点 O 到 dS 中心的距离，如图 1.15。

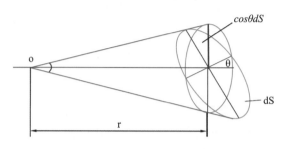

图 1.15　立体角投影示意图

（2）辐射强度 I_e

辐射强度定义：在给定传输方向上单位立体角内辐射源发出的辐射通量。可以指一个天线在接收或发射强度的情况。辐射强度的表达式为 $I_e = \dfrac{d\Phi_e}{d\Omega}$，其中，$d\Phi_e$ 是在给定传输方向上辐射通量，$d\Omega$ 是在该方向上的立体角，单位为瓦特／球面度（W/sr），如图 1.16 所示。辐射强度是一种用于描述电磁辐射方向性的量度，对于各向异性的辐射源其辐射强度也会不同。

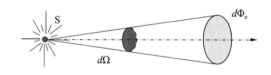

图 1.16　辐射强度示意图

辐射强度描述了辐射源辐射的方向特性，且对点辐射源的辐射强度描述具有重要意义。点辐射源是相对扩展源而言的，现实中多数辐射源是扩展源，其辐射强度随方向而变。如果辐射传输距离比辐射源至少大一个数量级时，可以将辐射源近似认为是一个点辐射源，在辐射传输计算、测量上不会产生明显的误差。

假如一个置于各向同性均匀介质中的点辐射体向所有方向发射的总辐射通量是 Φ_e，则该点辐射体在各个方向的辐射强度 I_e 是常量，为 $I_e = \dfrac{\Phi_e}{4\pi}$。

4. 辐射亮度（L_e）

辐射亮度又称辐亮度，它是描述非点光源时辐射源单位面积强度的物理量。定义：在指定方向上单位立体角和垂直该方向单位面积上的辐射通量，即

$$L_e = \frac{d\varPhi_e}{d\varOmega dS\cos\theta} = \frac{d^2 I_e}{dS\cos\theta}$$

单位为瓦 /（球面度·米 ^{2}）〔(W/sr·m^2)〕，如图 1.17 所示。

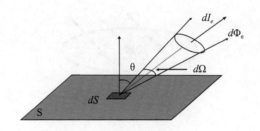

图 1.17　辐射亮度示意图

5. 辐射出射度（M_e）

辐射出射度又称辐出度，是表示辐射功率密度的物理量，定义为离开辐射源表面单位面元的辐射通量，表达式为，$M_e = \frac{dQ_e}{dS}$，单位为瓦 / 米 ^{2}（Wm^{-2}）。面元所对应的立体角是辐射的整个半球空间。例如，太阳表面的辐射出射度是指太阳表面单位表面积向外部发射的辐射通量。

如果一个光源表面发光面积 S 在各个方向（在半个空间内）的辐射通量为 $\varPhi_e$，该发光面辐射出射度为 $M_e = \frac{\varPhi_e}{S}$，如图 1.18。

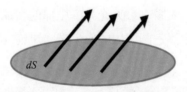

图 1.18　辐射出射度示意图

6. 辐射照度（E_e）

辐射照度又称辐照度，定义为单位面元被照射的辐射通量。即 $E_e = \frac{d\varPhi_e}{dS}$，单位：瓦 / 米 ^{2}（W/m^2），如图 1.19 所示。

辐照度和辐射出射度具有相同的定义方程和单位，但却分别用来描述微面元发射和接收辐射通量的特性。

物理学中，代表单位面积功率的物理量常被称为强度，但这用法会与辐射强度（单位立体角内的辐射通量）引起混淆。特别是在光学和激光物理学中，辐射照度也被叫作光强。表 1.1 为辐射强度、辐射照度和辐射出射度 3 个发射量的区别和关系。

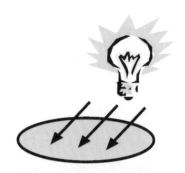

图 1.19　辐射照度示意图

表 1.1　辐射强度、辐射照度和辐射出射度的区别和关系

参数	光源特点	辐射特点
辐射强度 I_e	点光源	立体角内
辐射出射度 M_e	面光源	2π 空间
辐射亮度 L_e	面光源	立体角内

（二）光度学基本物理量

　　辐射体发出电磁波，对于进入人眼的可见光，可以感知出亮暗感觉。但是在可见光范围内，人眼对不同波长光的视觉敏感度不同。同时受视觉生理和心理作用，不同人对各种波长的视觉敏感度也有差异。人眼对可见光光谱中部的黄绿色最敏感，越靠近光谱两端，越不敏感，即人眼对图 1.20 中黑色圆圈内的颜色光感知较敏感。

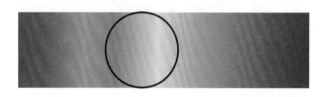

图 1.20　人眼的视觉敏感度，其中对黑色圆圈内的光感知较敏感

　　人眼对于不同波长的单色光，如要产生相同视觉效应，则要有不同的辐射通量。视见函数是光度学中表示人眼对不同波长光敏感度差别的函数。国际照明委员会（CIE）根据对不同人的大量观察结果，确定了人眼对各种波长光的平均相对灵敏度，称之为光谱光视效率或视见函数（Visibility Function）。

　　视见函数指将 555 nm 的光和任一波长为 λ 的光产生同样亮度感觉所需辐射通量之比

定义为波长 λ 光的视见函数，表达式为：

$$V(\lambda) = \frac{\Phi_e(555)}{\Phi_e(\lambda)}$$

也称作相对光谱光视效率（Spectral Luminous Efficiency）。图 1.21 为实验视见函数曲线，人眼对 555 nm 波长的光最敏感，越靠近光谱两端视见函数显著降低。

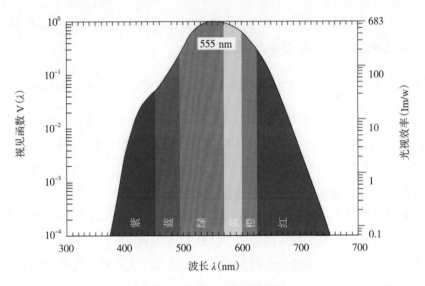

图 1.21　实验视见函数曲线

为了方便计算，通常通过查表来获得某一波长的视见函数数据，如表 1.2。

表 1.2　视见函数数据表							
λ (nm)	V (λ)	λ (nm)	V (λ)	λ (nm)	V (λ)	λ (nm)	V (λ)
390	0.0001	490	0.208	590	0.757	690	0.0082
400	0.0004	500	0.323	600	0.631	700	0.0041
410	0.0012	510	0.503	610	0.503	710	0.0021
420	0.0040	520	0.710	620	0.381	720	0.00105
430	0.0116	530	0.862	630	0.265	730	0.00052
440	0.023	540	0.954	640	0.175	740	0.00025
450	0.038	550	0.995	650	0.107	750	0.00012
460	0.060	560	0.995	660	0.061	760	0.00006

λ (nm)	V (λ)	λ (nm)	V (λ)	λ (nm)	V (λ)	λ (nm)	V (λ)
470	0.091	570	0.952	670	0.032	770	0.00003
480	0.139	580	0.870	680	0.017	780	0.0000015

例如，实验数据辐射通量 1 mW 的 555 nm 绿黄光与辐射通量 2.5 W 的 400 nm 紫光产生相同亮暗感觉，则 400 nm 紫光的视见函数为：

$$V(\lambda) = \frac{\Phi_e(555)}{\Phi_e(\lambda)} \Rightarrow V(400) = \frac{\Phi_e(555)}{\Phi_e(400)} = \frac{0.001}{2.5} = 0.0004$$

也就是说任一波长对应的视见函数与对应辐射源发出的辐射通量的乘积，均可换算成对应 555 nm 的辐射通量。这为不同波长辐射源之间比较亮暗提供了便捷的方法。

视见函数是一种用来衡量不同波长光在人眼中引起视觉的相对亮度的函数。它以视见函数最大处的波长为基准，并比较其他波长处的视见函数值。

根据视见函数的结果可以得出，在相同辐射能量下，人眼对不同颜色光的亮度感知是不同的。黄绿色光具有最高的视见函数值，因此在相同能量下，人眼对黄绿色光的亮度感知最强。相比之下，红色光和紫色光的视见函数值较低，人眼对其亮度的感知较差。而红外光和紫外光对人眼来说几乎没有视觉反应，其视见函数值为 0。

当人们观察某一物体时，之所以物体能够通过眼睛的屈光系统在视网膜上形成一个清晰的像，是由于光敏细胞在受到光刺激后会产生视觉，从而使人们能够看清这个物体。

光敏细胞分为视杆细胞和视锥细胞两种类型。人眼中大约有 1.25 亿个视杆细胞，它们只能感知光线的存在，而无法分辨颜色，但视杆细胞对光的敏感度远高于视锥细胞。视杆细胞在离黄斑区越远的地方比例越高，在边缘区域几乎全部是视杆细胞。这就解释了在低光条件下，人眼只能分辨物体的轮廓，而无法区分颜色的原因。

人眼中约有 700 万个视锥细胞，它们主要集中在视网膜的中央区域，也称为黄斑区。视锥细胞既能感知光线的存在，又能分辨颜色，但只在高光条件下发挥作用。视网膜中最重要的部分之一是黄斑区，它位于视网膜上的视轴交点处，表面稍凹，并呈黄色。黄斑区是视网膜上最敏感的区域，也是视觉最敏感的区域。视网膜细胞的分布如图 1.22 所示。

根据光的亮度和环境条件的不同，人眼的视觉感知也会有所变化。在白天或明亮强光条件下（亮度 >3 cd/m²），主要由视锥细胞发挥作用，人眼具有明亮感和彩色感，这被称为明视觉或白日视觉，就像在一个晴朗明亮白天中观察物体一样。

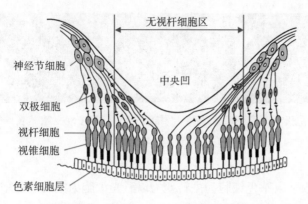

图 1.22　视网膜细胞、视锥细胞、视杆细胞在中央凹附近的分布示意图

在夜晚或弱光环境（亮度 $<10^{-3}$ cd/m^2）下，主要依靠视杆细胞，人眼能感知到明暗变化，但无法分辨颜色，这被称为暗视觉，就像在一个昏暗的星空下观察物体一样。

当环境亮度介于 10^{-3} ~ 3 cd/m^2 之间时，视锥细胞和视杆细胞同时起作用，它们的活跃程度会随着亮度变化而变化，这被称为中间视觉。例如，在道路照明良好的明亮月夜中，人眼的视觉感知就处于中间视觉状态。

图 1.23 为明视觉和暗视觉的视见函数曲线，在强光条件下，人眼对 555 nm（黄绿色）波长光最为敏感；而在弱光条件下，人眼对 505 nm（蓝绿色）波长光最为敏感；暗视觉曲线的最大值相对于明视觉曲线向短波长方向移动了大约 50 nm。

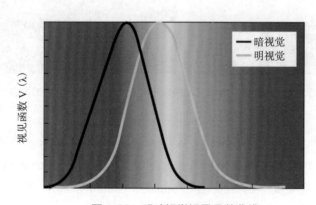

图 1.23　明暗视觉视见函数曲线

浦金野（Purkinje）于 1823 年观察到了一种现象，即在日光下相同的红花和蓝花，在黄昏时刻蓝花比红花显得亮一些，相当于红花变暗。这种现象称为薄暮现象也叫柏金赫现象或浦金野现象（Purkinje Effect），属于色彩学的一部分（图 1.24）。

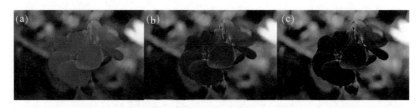

图 1.24　a～c.分别为白天（明亮环境）、黄昏（昏暗环境）以及夜晚（暗环境）条件下，人眼对同
一鲜花的感知，典型浦金野现象

浦金野现象是人眼从以感色细胞为主转变为以感光细胞为主的过程中的一种状态。随着外界光线逐渐减弱，视锥细胞的活跃状态降低，而视杆细胞开始成为主要接收光线的细胞，这一过程发生在人眼失去辨识颜色能力之前。在微弱光线中，人类无法清晰地辨识颜色，这是因为只有视杆细胞能接收微弱的光线，而此时视锥细胞不起作用。

在白色光源或高亮度下，红色的明度比蓝色强 10 倍，而在低亮度下，蓝色的明度比红色强 16 倍。例如，在傍晚时刻，人眼的视觉从优先辨识颜色转变为优先感知明暗。在暗光环境下，视锥细胞开始变得迟钝，而视杆细胞更加敏感，尤其对于 498 nm 附近的绿蓝光波段，即使是微弱的能量也能引起较强的感知，给人一种蓝色变强的感觉，如图 1.25 所示。浦金野现象表明，随着光照度的降低，人眼由明视觉逐渐向暗视觉转变，并且对光波中的短波部分的感知提高。

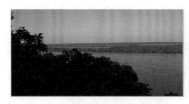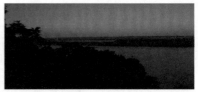

图 1.25　左右图分别为人眼明暗视觉举例，相较于左图，右图暗视觉感知更多偏向于蓝色调

在可见光波段内，考虑到人眼的主观因素后的相应计量学科称为光度学。光度学中基本的物理量有：光能（Luminous Energy）、光通量（Luminous Flux）、发光强度（Luminous Intensity）、光亮度（Luminance）、光照度（Illuminance）。对应的单位是流明·秒（lm·s）、流明（lm）、坎德拉（cd）、勒克司（lx）、坎德拉每平方米（cd/m²）

1. 光能（Qv）

在光度学中光能是指与人眼对光感知相关的能量，它用于描述在一定时间内传输光辐射的总能量，单位是流明·秒（lm·s）或流明·小时（lm·h）。

计算光能的方法是将光辐射的光度学功率乘以时间，即光能 = 光度学功率 × 时间。例如一个光源在 10 秒（s）内的光度学功率为 100 流明（lm），那么它的光能为 100 lm ×

10 s=1000 lm·s。

光能在光度学中的应用非常广阔，比如照明工程、光电测量和光辐射能量的计算等。它可以帮助人们了解光辐射的总能量，并且在给定时间段内光源释放的光能量。

2. 光通量（Φv）

光通量是表示光功率的物理量，代表光源整体亮度。指每单位时间内由光源所发出或由被照体所吸收的光能，可以由发光强度（Iv）对立体角的积分计算得到。

光通量体现的是人眼感受到的功率。对大量具有正常视力观察者的实验表明，在较明亮环境中人的视觉对波长为 555 nm 绿光最敏感，这种人眼对各波长光谱敏感程度不同的性质可以由视见函数 V（λ）表示。光通量就是用来表示辐射功率经过人眼的视见函数影响后的光谱辐射功率大小的物理量，表达式为：

$$\Phi_V = \frac{dQ_v}{dt}$$

单位：光瓦、流明（lm）。1 光瓦 =683 流明。

3. 发光强度（Iv）

发光强度是光度学中最基本的物理量，用于描述光源在给定方向上单位立体角内发光的强弱程度，通常简称为光强。

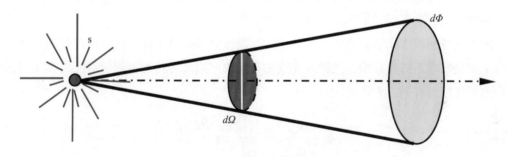

图 1.26　发光强度原理图

与通常测量辐射强度或能量强度的单位相比，发光强度的定义考虑了人眼的视觉因素和光学特性，是在人的视觉基础上建立起来的。它表示点光源在某一方向上单位立体角内发出的光通量，如图 1.26 所示，表达式为 $I_V = \dfrac{d\Phi_v}{d\Omega}$，单位坎德拉（candela，cd），其中 $d\Phi_v$ 表示光源发出的光通量（单位为流明，lm），$d\Omega$ 表示立体角（单位为球面度，sr）。发光强度描述了点光源在特定方向上的明亮程度，即该方向上单位面积上接收到的光能量。

坎德拉是国际单位制（SI）的 7 个基本单位之一。1979 年第 16 届国际计量大会通过决议，定义为当发光体发出频率为 540×10^{12} Hz（对应在空气中 555 nm 波长）的单色光时，在给定方向上辐射强度为 1/683 W/sr 时，光源在该方向上发光强度为 1 cd。

一根蜡烛的发光强度约为 1 cd，一只 100 W 普通白炽灯的发光强度为 100 cd。如图 1.27。

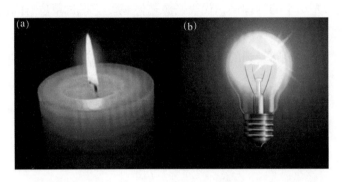

图 1.27　a. 蜡烛发光强度约为 1 cd。b.100 W 普通白炽灯发光强度约为 100 cd

光通量与发光强度的关系为：1 lm 是发光强度为 1 cd 的均匀点光源在 1 sr 内发出的光通量，即 1 lm=1 cd/1 sr。

为了描述光源的光度与辐射度的关系，通常引入光视效能 K，其定义为辐射体（光源）发出的总光通量与总的辐射能通量之比。

因人眼视网膜感光细胞的特性，并非所有波长的光能见度都一样。红外光和紫外光光谱对于发光效率不造成影响，光源发光效率与光源把能量转化为电磁辐射能力和人眼感知所发出辐射能力有关，表达式为：

$$K=\frac{\Phi_v}{\Phi_e}=K_m\frac{\int_0^\infty V(\lambda)\Phi_e(\lambda)\,d\lambda}{\int_0^\infty \Phi_e(\lambda)\,d\lambda}=K_m V$$

单位：lm/W，其中 $K(\lambda)$ 表示辐射通量中有多少可以转变为光通量，K_m 为最大光谱光视效能，$V(\lambda)$ 为归一化光视效率，量纲为 1。

K_m 是光通量与辐射通量的转换当量。即辐射度量与光度量是通过光视效能 K_m 进行转换的。它规定功率 1 W 的 555 nm 单色光辐射通量等于 683 lm 的光通量，即 K_m=683 lm/w。换言之，只有当光源发出功率为 1 W 的 555 nm 单色辐射通量时，1 瓦才等于 1 光瓦（683 lm）。

值得注意的是，明暗视觉下最大光谱光视效能不同：明视觉，波长 555 nm 时，K_m=683 lm/W；暗视觉，波长 505 nm 时，Km'=1725 lm/W。

日常生活中，常见光源的光视效能见表 1.3 表。照明工程中，通常不仅要求光源有高的光视效能，还需要考虑光的颜色。

发光效率为光源发出总光通量与电光源耗电功率之比，即消耗 1 W 功率发出的流明数，即 $\eta=\dfrac{\Phi_v}{\Phi_e}$ 是衡量电光源工作效率的重要指标。光源的光视效能越高则表示损耗越低，损耗包括可见光之外的辐射和光源本身消耗转化成的热量部分。家庭用电量多少用"度"表示，而不是焦耳。因为 1 度电等于 1 千瓦小时 =1000 瓦·3600 秒 =3600000 焦耳，用焦耳表示极不方便。

表 1.3　为常见光源的光视效能

光源类型	光视效能（lm/W）	光源类型	光视效能（lm/W）
钨丝等（真空）	8 ~ 9.2	日光灯	27 ~ 41
钨丝等（充气）	9.2 ~ 21	高压水银灯	34 ~ 45
石英卤钨灯	30	超高压水银灯	40 ~ 47.5
气体放电管	16 ~ 30	钠光灯	60

光通量 Φ_v 与辐射通量 Φ_e 可通过人眼视觉特性进行转换，其表达式为：

$$\Phi_v(\lambda)=K_mV(\lambda)\Phi_e(\lambda):$$

明视觉下，光通量表达式为 $\Phi_v(\lambda)=680\int_{380}^{760}V(\lambda)\Phi_e(\lambda)\,d\lambda$；

暗视觉下，光通量表达式为 $\Phi_v(\lambda)=1725\int_{380}^{760}V(\lambda)\Phi_e(\lambda)\,d\lambda$。

由于人眼对不同波长光的视见函数不同，所以不同波长光的辐射功率相等时，其光通量并不相等。

例如当波长为 555 nm 的黄绿光与波长为 650 nm 的红光辐射功率相等时，即 $\Phi_e(555)=\Phi_e(650)$，黄绿光的光通量是红光光通量的 10 倍。

$$\Phi_v(555)=K_mV(555)\Phi_e(555)$$

$$\Phi_v(650)=K_mV(650)\Phi_e(650)$$

所以，$\dfrac{\Phi_v(555)}{\Phi_v(650)}\approx\dfrac{1}{0.101}\approx 10$（倍）。

4. 光照度（Ev）

光照度是指是单位面积所接收到的光通量。照度大小取决于光源的发光强度及被照体和光源之间的距离。对于同样的光源而言，当光源距离为原先 2 倍时，照度为原先的 1/4，呈平方反比关系。表达式为 $E_v=\dfrac{d\Phi_v}{dS}$，单位：勒克司（lx）或辅透（ph），1 lx=1 lm/m^2，1 ph=1 lm/cm^2。

日常生活中，常见环境光照度大小如图 1.28 所示。居家的一般照度建议为 300 ~ 500 lx；室内刚能辨别人脸轮廓，照度为 20 lx；下棋打牌的照度为 150 lx；看小说约需

250 lx，即 25 W 白炽灯离书 30～50 cm；书写约需 500 lx。

对于点光源照度的计算公式为 $E_v = \dfrac{I_v cos\theta}{r^2}$，其中 I_v 为点光源发光强度；r 为点光源到受照点的距离；θ 为点光源与受照面上的入射角。当 $\theta = 0°$ 时，接收到的光源照度最大 E_{max}；当 $\theta = 90°$ 时，称为掠射，接收到的光源照度最小，即 $E = 0$。详细公式推导，见图 1.29。

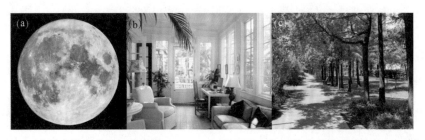

图 1.28　a. 满月在地面上光照度约为 0.2 lx。b. 夏日采光良好的室内光照度为 100～500 lx。
c. 夏日太阳不直接照到的露天地面光照度为 $10^3 \sim 10^4$ lx

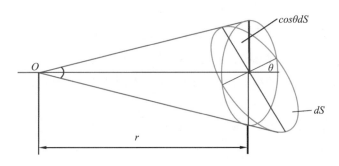

图 1.29　点光源照度的计算公式推导示意图

面元 dS 对点光源所对应的立体角为：$d\Omega = \dfrac{dScos\theta}{r^2}$；

则 $d\Omega$ 内光通量为：$d\Omega = I_v d\Omega = I_v \dfrac{dScos\theta}{r^2}$；

所以，dS 面上的光照度：$E_v = \dfrac{d\Phi_v}{dS} = \dfrac{I_v cos\theta}{r^2}$。

例题：3 m 直径的圆桌中心正上方 2 m 处吊有一平均发光强度为 200 cd 的灯泡，试求圆桌中心与边缘的光照度，如图 1.30 所示。

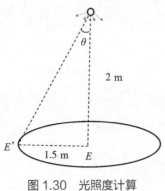

图 1.30　光照度计算

解：已知 I_v=200 cd，由于灯泡距离圆桌 2 m，故可将灯泡视作点光源，根据点光源的光照度公式 $E_v=\dfrac{I_v cos\theta}{r^2}$

圆桌中心光照度 $E=\dfrac{200}{2^2}=50$ lx

圆桌边缘光照度 $E'=\dfrac{I_v cos\theta}{r^2}=\dfrac{200}{2^2+1.5^2}\times\dfrac{2}{\sqrt{2^2+1.5^2}}=25.6$ lx

5. 光亮度（Lv）

亮度又称辉度，是表示人眼对发光体或被照射物体表面发光或反射光强度实际感受的物理量，简单可理解为单位面积内看上去有多亮。

光亮度定义：光源在垂直其光传输方向的平面上的正投影单位表面积单位立体角内发出的光通量，如图 1.31。

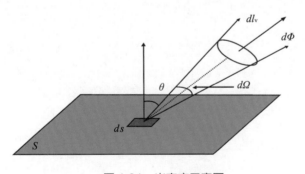

图 1.31　光亮度示意图

亮度和光强这两个量在一般的日常用语中往往被混淆使用。简而言之，当任意两个物体表面在照相时被拍摄出的最终结果是一样亮，或被眼睛看起来两个表面一样亮，它们就是亮度相同。表达式为 $L_v = \dfrac{d^2\Phi_v}{d\Omega dScos\theta}$，单位：坎德拉每平方米（cd/m²）。其中，$\Phi$ 为光通量，Ω 为立体角，θ 为给定方向与单位面积元 ds 法线方向的夹角。

光源的光亮度与其面积有关系，同样光强的情况下，发光面积大，则暗；反之则亮。当发光体在各方向的光亮度相同时，不同方向上的发光强度为 $I(\theta) = I_N cos\theta$，又称发光强度余弦或朗伯定律，如图 1.32。

详细公式推导：

在 θ 方向上光亮度 $L_{V\theta} = \dfrac{dI_\theta}{dScos\theta}$；

法线方向上光亮度：$L_{VN} = \dfrac{dI_N}{dS}$；

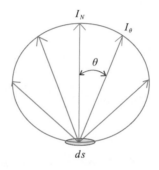

图 1.32　朗伯定律示意图

因为发光体在各方向的光亮度相同，则 $L_{V\theta} = L_{VN}$；

所以 $I(\theta) = I_N cos\theta$。

余弦定律同理可用于光照度上，见图 1.33。

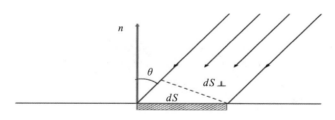

图 1.33　光照度余弦定律

因为 $E_V = \dfrac{d\Phi_V}{dS} = \dfrac{d\Phi_V}{dS_\perp / cos\theta}$；

所以 $E_V = E_{V\perp} cos\theta$。

符合余弦定律的发光体被称为"余弦发光体"或"朗伯发光体"。日常生活中常见的光源，许多接近于朗伯发光体。绝对黑体和理想漫反射体是朗伯体。

6. 总结与归纳

通过学习，总结出常用光度学单位及其相互关系，见图1.34，表1.4。

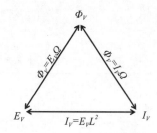

图 1.34　常用光度学单位及其相互关系

证明：$I_V = E_V L^2$

根据 $I_V = \dfrac{\Phi_V}{\Omega}$，如果单位球面的情况下，$\Omega = 4\pi$ 和 $S = 4\pi L^2$

则 $I_V = \dfrac{\Phi_V}{4\pi} = \dfrac{E_V S}{4\pi} = \dfrac{E_V 4\pi L^2}{4\pi} = E_V L^2$

表 1.4　为常用国际单位制辐射度学和光度学单位			
物理量	符号	单位	定义
辐射通量 Radiant Flux	Φe	瓦特 W	表示所有波长辐射的总功率，是单位时间内辐射能量的传输率
辐射能 Radiant Energy	Qe	焦耳 J	所有波长辐射的能量总量，是辐射传输或转移的能量
辐射强度 Radiant Intensity	Le	瓦特／（平方米·立体角） W/（m² · sr）	单位立体角的辐射通量，描述了辐射在特定方向上的强度
辐射亮度 Radiance	Le	瓦特／（平方米·立体角） W/（m² · sr）	单位面积单位立体角的辐射强度，描述了辐射场在视觉系统中的明亮度
辐射出射度 Radiant Exitance	Me	瓦特／平方米 W/m²	单位表面积的辐射通量，描述了表面向外辐射的能力
辐射照度 Irradiance	Ee	瓦特／平方米 W/m²	单位面积接收的辐射通量，描述了表面上辐射的密集程度
光能 Luminous Energy	Qv	流明·秒 lm · s	光源发出的总光通量与时间的乘积，描述了光源发出的能量
光通量 Luminous Flux	Φv	流明 lm	光源在单位时间内发出的光能，描述了光源发出的光的数量

续表

物理量	符号	单位	定义
发光强度 Luminous Intensity	Iv	坎德拉 cd	在特定方向上的光通量密度，描述了光源在给定方向上发出光的强度
光照度 Illuminance	Ev	勒克斯 lx	单位面积接收的光通量，描述了表面被照亮的程度
光亮度 Luminance	Lv	坎德拉/平方米 cd/m²	表面在指定方向和角度上的亮度，描述了一个区域视觉上看起来有多亮

第二节 辐射源

电离辐射源（Radiation Source）指能发射电离辐射的物质或装置，可以分为天然辐射源与人工辐射源。天然辐射源包括宇宙射线、陆地辐射源、空气中辐射源、水中辐射源以及人体内辐射源；人工辐射源可以分为医疗照射辐射源、公众照射辐射源以及职业照射辐射源。表 1.5 为各种辐射源及特征。

表 1.5 各种辐射源及特征

辐射类型	波长	光子能量	典型辐射源
电离	10^{-4} ~ 100 nm	12.4×10^6 ~ 12.4 eV	加速器、核电厂、太阳、镭、铀
紫外线	100 ~ 380 nm	12.4 ~ 3.3 eV	太阳、电弧焊接、激光、高压灯
可见光	380 ~ 760 nm	3.3 ~ 1.4 eV	太阳、钨灯、荧光灯、气焊、电子磷光管
红外线	760 nm ~ 1 mm	1.4 ~ 1.2 meV	焊接、发热体、炼钢炉、高压弧灯
微波	1 mm ~ 1 m	1.2 meV ~ 1.2 μeV	雷达、磁电管
无线电	1 m ~ 1 km	1.2 μeV ~ 1.2 neV	无线电发射天线、调谐电路

光子（Photon）是电磁辐射的基本粒子，单个光子携带能量为普朗克常量和电磁辐射频率乘积，即 $E=hv=hc/\lambda$，其中，$h=6.626 \times 10^{-34}$ J·s 为普朗克常数，$c=3 \times 10^8$ ms^{-1} 为真空中的光速，λ 为电磁波长。光子能量大小正比于光子电磁频率，光子频率越高，能量就越高。

光子能可用任何能量单位表示，常用于描述光子能量的是电子伏特（eV）和焦耳（J）。由于 1 J=6.24 × 10^{18} eV，这是一个非常大的能量，适合描述具有更高能量和频率光子的能量，例如伽马射线时可能更有用，而不常用于描述较低能量光子，如电磁波谱中射频范围的光子能量。

例：400 nm 波长光的频率和光子能量

$v=c/\lambda=3 \times 10^{8}/400 \times 10^{-9}=6.67 \times 10^{14}$ Hz

$E=6.626 \times 10^{-34} \times 3 \times 10^{8}/400 \times 10^{-9}=4.417 \times 10^{-19}$ J$=3.102$ eV

例：380 nm 紫光与 760 nm 红光的能量比较

$E_1=hc/\lambda=6.626 \times 10^{-34} \times 3 \times 10^{8}/380 \times 10^{-9}=5.23 \times 10^{-19}$ J

$E_2=hc/\lambda=6.626 \times 10^{-34} \times 3 \times 10^{8}/760 \times 10^{-9}=2.62 \times 10^{-19}$ J

380 nm 紫光单光子能量是 760 nm 红光的 2 倍。

一、核辐射

核辐射通常称为放射线，存在于所有物质中。它是原子核从一种结构或一种能量状态转变为另一种结构或另一种能量状态过程中所释放出来的微观粒子流。核辐射可以使物质引起电离或激发，故称为电离辐射。

电离辐射所携带的能量大于 10 eV，可以将原子或分子电离、打断化学键。产生电离辐射的主要来源为放射性物质，可以放射出 α、β 或 γ 射线，分别带有氦核、电子、光子。其他产生电离辐射的来源有医学影像造影使用的 X 射线，以及宇宙射线所产生的其他粒子（渺子、介子、正电子、中子），如图 1.35。

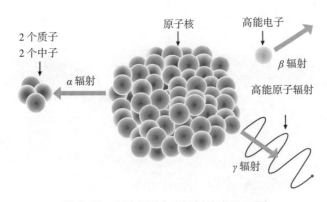

图 1.35　3 种典型电磁辐射分类原理图

二、黑体辐射

（一）黑体（Black Body）

黑体可以吸收入射的全部电磁波（吸收率为 1），我们把既无反射，也无透射的物体称作绝对黑体，简称黑体如图 1.36。理论上黑体能够辐射出任何波长的电磁波，维恩位移定律是描述黑体电磁辐射能流密度的峰值波长与自身温度关系的定律。

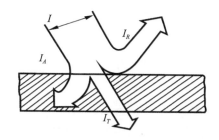

图 1.36　物体吸收、反射和透射电磁波示意图，对于黑体辐射 IA=100%，IR=IT=0

需要注意的是黑体不一定是黑色，黑体虽然不反射任何电磁波，但它可以辐射出电磁波，这些电磁波波长和能量完全取决于黑体温度。当黑体温度小于 700 K 时，黑体是黑色的，因为在 700 K 以下黑体所放出来的辐射能量很小且辐射波长在可见光范围之外。当黑体温度大于 700 K 时，黑体呈现各种颜色：较高温度黑体颜色靠近光谱的蓝色区域，而较低温度黑体颜色靠近红色区域。

（二）热辐射（Thermal Radiation）

因热引起的电磁波辐射称为热辐射，它是由物体内部微观粒子在运动状态改变时所激发出来的。激发出来的能量分为红外线、可见光和紫外线等，其中红外线对人体的热效应显著。热传递的方式有 3 种：热传导、热对流、热辐射，如图 1.37 所示。

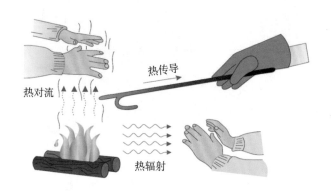

图 1.37　热传递的 3 种典型方式

热传导是由于大量分子、原子或电子的互相撞击，使能量从物体温度较高部分传至温度较低部分的过程，是固体中热传递的主要方式。在气体或液体中，热传导过程往往与对流同时发生，传导和对流也是人体散热的方式之一。血液循环将体内的热量带到体表，皮肤将热传递给贴近皮肤的空气层（传导散热），受热的空气层温度增高密度变小，因而流动上升，周围的冷空气则流向皮肤表面以填补流走的空气（对流散热）。因此，人体传导散热与对流散热总是联系在一起的。

热对流靠气体或液体流动来传热的方式叫作热对流，液体或气体中较热部分和较冷部分之间通过循环流动使温度趋于均匀。对流是液体和气体中热传递的主要方式，气体对流现象比液体明显。根据热对流传递方式可分自然和强迫对流两种。自然对流往往自然发生，是由于温度不均匀而引起的；强迫对流是由于外界影响对流体搅拌而发生。

热辐射是物体用电磁辐射把热能向外散发的热传方式，是热的 3 种主要传递方式之一。一切温度高于绝对零度的物体都能产生热辐射，温度愈高，辐射出的总能量就愈大，短波成分也愈多。热辐射光谱是连续谱，波长覆盖范围理论上可从 0 nm 直至 ∞，一般热辐射主要为波长较长的可见光和红外线。由于电磁波传播不需要任何介质，所以热辐射是在真空中唯一的传热方式。

（三）黑体辐射

黑体辐射是指处于热力学平衡状态的理想化物体所发出的电磁辐射。这种辐射的波长分布仅与该物体的温度有关，与物体的化学组成和结构无关。因此，黑体辐射被视为一种热辐射现象，如图 1.38。

绝对黑体是一种理想化的物体，它对所有波长的辐射都具有完美的吸收能力，且不会有任何反射和透射。对于真实物体，其吸收和辐射的能力取决于其表面的光学性质。深色物体通常具有较高的吸收能力，能更有效地吸收表面的光能量。相反，浅色物体具有较低的吸收能力，因为它们更容易反射光线。

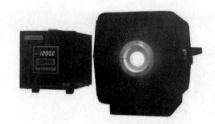

图 1.38　黑体辐射源

当物体加热时，其辐射能力与其吸收能力成正比。深色物体吸收的能量较多，加热后会以更高的辐射能力释放能量。相比之下，浅色物体吸收的能量较少，在加热后的辐射能力相对较低，如图 1.39。

观察结果与深色物体和浅色物体之间的光学性质的关系相一致。然而，需要注意的是，真实物体的辐射特性受到许多其他因素的影响，如表面反射率、材料性质和温度分布等。

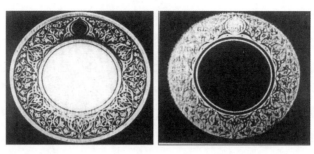

图 1.39 室温下黑体辐射反射光（左图），1100 K 温度下物体发出的光（右图）

在黑体辐射中，随着温度的增加，辐射光的颜色发生变化，呈现出从红色到蓝色的渐变。较低温度下的黑体辐射主要是红色光，随着温度的升高，光谱中蓝色和紫色的成分逐渐增加，使整个光谱呈现出更白或更蓝的色调。根据光源发出的光的颜色特性，通过比较其光谱与黑体辐射谱在某个温度下的匹配程度来确定其色温。如果光源的光谱与黑体辐射谱在某个特定温度下非常相似，则光源的温度就被称为该光源的色温。

例如，白炽灯通常具有较低的色温，约为 2700 K，呈现出较暖的光色，因为它的光谱与黑体辐射在 2700 K 温度下的光谱相似，主要包含较多的红色和橙色成分。而日光色荧光灯通常具有较高的色温，约为 6000 K，呈现出较冷的光色，含有较多的蓝色和白色成分，如图 1.40。

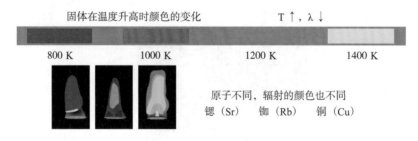

图 1.40 物体在不同温度下颜色变化

（四）黑体辐射与波长和温度的关系

黑体辐射是光和物质达到平衡所表现出的现象，物质达到热力学平衡可以用温度来描述该物质的状态。维恩位移定律表述了不同温度的黑体波谱之间的联系。一旦某一个温度下的黑体波谱形状已知，则可通过维恩位移定律推导出同一黑体在其他温度下的波谱形状。

特定温度下辐射出射度曲线的极大值 E_{max} 对应的波长，E_{max} 同热力学温度 T 的乘积为恒量，即 $\lambda_m T=b$，其中 $b=2.898 \times 10^{-3}$ mK 称为维恩位移常数。任一温度 T 下 E 有

一极大值 E_{max}，其对应的波长为 λ_{max}，且随着温度增加 λ_{max} 变小，向短波方向移动，如图 1.41。

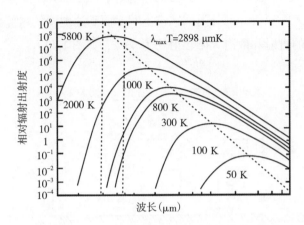

图 1.41　黑体辐射与波长和温度的关系

例太阳辐射的峰值波长 λ_m=483 nm，试由此估算太阳表面温度。

$$T=\frac{b}{\lambda_m}=\frac{2.898 \times 10^{-3}}{484 \times 10^{-9}} K \approx 6000\ K$$

三、太阳

(一)太阳辐射

阳光是地球能量的主要来源，太阳表面温度约为 5.8×10^{3} K，内核温度约为 1.6×10^{7} K，总辐射功率高达 3.8×10^{26} W。

人们生产生活都离不开太阳的供给，例如有许多种天然合成过程可以利用太阳能，如光合作用是植物以化学的方式从阳光中撷取能量；直接加热或使用太阳转换成电的太阳能发电设备；有时也会使用集光式太阳能；储存在原油和其他化石燃料中能量，这是来自遥远过去经由光合作用转换储存下的太阳能。

(二)太阳辐射在大气中衰减过程

太阳光的广义定义是来自太阳所有频谱的电磁辐射。在地球，阳光显而易见是当太阳在地平线之上，经过地球大气层过滤照射到地球表面的太阳辐射，则称为日光。

当太阳辐射没有被云遮蔽，直接照射时通常被称为阳光，是明亮光线和辐射热的组合。世界气象组织定义"日照时间"是指一个地区直接接收到的阳光辐射照度为 120 W/m² 以上的时间。直接照射的阳光亮度效能约有每瓦特 93 lm 的辐射通量，其中包括红外线、可见光和紫外线。明亮阳光对地球表面上提供的照度大约 10^{5} lm/m² 或 10^{5} lx。

太阳照射到地平面上的辐射分为直射和散射日射。直射是指直接来自太阳辐射方向的辐射，散射则是被大气反射和散射后方向发生了改变的太阳辐射。太阳辐射通过大气，一部分到达地面，称为直接太阳辐射；另一部分被大气中的分子、微尘、水汽等吸收、散射和反射，被散射的太阳辐射一部分返回宇宙空间，而到达地面的这部分称为散射太阳辐射。最终，到达地面的直射和散射太阳辐射约为43%，如图1.42。

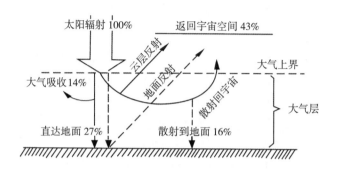

图 1.42　太阳辐射在大气中的传输路径

（三）大气上界的太阳辐射光谱

太阳辐射光谱分布约为绝对温度约6000 K的黑体辐射，图1.43。实线为大气上界的太阳辐射光谱，虚线为温度6000 K的黑体辐射光谱。太阳辐射主要集中在可见光部分（0.38～0.76 μm），波长大于可见光的红外线（>0.76 μm）和小于可见光的紫外线（<0.4 μm）的部分少。在全部辐射能量中，波长在0.15～4 μm之间的占99%以上，且主要分布在可见光区、红外区和紫外区，可见光区占太阳辐射总能量的约50%，红外区约占43%，紫外区的太阳辐射能量很少，约占总量7%。

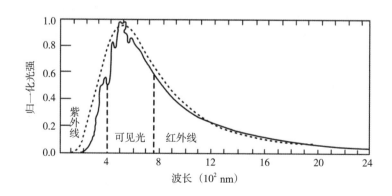

图 1.43　太阳辐射光谱范围

太阳辐射波长范围从 X 射线到无线电波的整个电磁波谱。由于受大气中各种气体成分吸收的影响，太阳光在穿过大气层到达地球表面时某些光谱区域的辐射能量受到较大的衰减而在光谱分布曲线上产生一些凹陷，相应的能量分布占比也会不同，如表1.6 所示。

表1.6 大气上界和地面不同波段能量占总能量的比例

波长	大气上界占 总能量比例（%）	地面占 总能量比例（%）
紫外线	7	3
可见光	50	44
红外线	43	53

四、人工光源

（一）色温与显色指数

1. 色温（Color Temperature，CT）

色温是表示光线中包含颜色成分的一个计量单位。从理论上说，黑体温度指绝对黑体从绝对零度（–273 ℃）开始加温后所呈现的颜色。黑体在受热后，逐渐由黑变红，转黄，发白，最后发出蓝色光。当加热到一定温度，黑体发出光所含的光谱成分，就称为这一温度下的色温。

定义：如果某光源与某温度的黑体有相同颜色时，那么此时黑体的温度就称为光源的色温。计量单位为开尔文（K）。

例如，100 W 灯泡发出光的颜色，与绝对黑体在 2527 ℃时的颜色相同，那么这只灯泡发出的光的色温就是：(2527+273) K=2800 K，日常生活中常见阳光对应的色温如图1.44。

光源色温不同，光色也不同，带来的感觉也不相同：

（1）低色温：色温在 3300 K 以下，颜色偏暖色调（带红的白色），能给人以温暖，放松，比较想入睡的感受。适用于家庭、住宅、宿舍、宾馆等场所或温度比较低的地方；睡前一段时间将光源调整为暖色光较佳，低色温可以维持退黑激素的分泌量。

（2）中色温：色温为 3300 ~ 6000 K，中性色由于光线柔和，使人有愉快、舒适的感受。适用于商场、医院、办公室、饭店、餐厅、候车室等场所。

（3）高色温：色温超过 6000 K 以上，颜色偏冷色调（带蓝的白色），光源接近自然光，有明亮的感觉，使人精力集中及不容易入睡。适用于办公室、会议室、教室、绘图室、设计室、图书馆的阅览室、展览橱窗等场所；在睡前一段时间使用冷色光照明会增加入睡难度及患病可能。因此，目前白光 LED 街灯的流行，其实对公众健康有害。

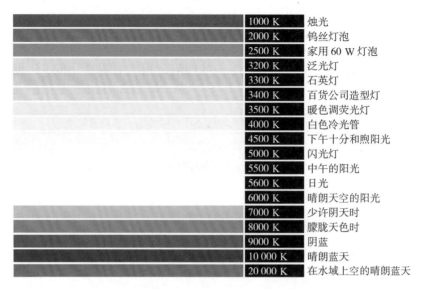

1000 K	烛光
2000 K	钨丝灯泡
2500 K	家用 60 W 灯泡
3200 K	泛光灯
3300 K	石英灯
3400 K	百货公司造型灯
3500 K	暖色调荧光灯
4000 K	白色冷光管
4500 K	下午十分和煦阳光
5000 K	闪光灯
5500 K	中午的阳光
5600 K	日光
6000 K	晴朗天空的阳光
7000 K	少许阴天时
8000 K	朦胧天色时
9000 K	阴蓝
10 000 K	晴朗蓝天
20 000 K	在水域上空的晴朗蓝天

图 1.44　不同色温的颜色感知及举例应用

2. 显色指数

显色指数（Color Rendering Index，CRI 或 Ra）用于评估光源对物体色彩还原能力的指标，它描述了光源在与自然光（太阳光）下对比时，对物体颜色的还原程度。显色指数的取值范围是 20～100，数值越高表示光源的显色性能越好，即对物体色彩的还原能力越强，人眼在其照明下更容易区分物体颜色。

太阳光的显色指数被定义为 100，白炽灯的显色指数非常接近太阳光，被视为一种显色能力很好的光源，常被用作显色指数的基准光源。显色指数是通过将测试光源下的 8 种标准颜色样本与在相同色温基准光源下颜色样本进行比较来确定。通过测量这些颜色样本在测试光源下与基准光源下的色差，计算出该光源显色指数。如果平均色差较大，则显色指数较低。一般来说，显色指数低于 20 的光源通常不适用于一般用途。显色指数等级及其对应的应用分类见表 1.7。

表 1.7　生活中显色指数等级及应用分类

指数（Ra）	等级	显色性	应用
90～100	1A	非常好	需要色彩精确对比的场所： 高要求的颜色还原，如美术馆、珠宝店
80～89	1B	很好	需要色彩正确判断的场所： 室内照明，商业和零售环境
60～79	2	普通	需要中等显色性的场所： 家庭照明，一般商业环境

续表

指数（Ra）	等级	显色性	应用
40～59	3	较差	对显色性要求较低，色差较小场所：户外照明，停车场等
20～39	4	很差	对显色性无具体要求的场所：特殊照明需求，如车库、隧道

白炽灯的理论显色指数为 100，但实际生活中的白炽灯种类繁多，应用也不同，所以其 Ra 值不是完全一致的，只能说是接近 100，是显色性最好灯具。

由于光源显色性会直接影响到照射物体后反射颜色逼真度，光源显色性对摄影领域彩色数码照片的影响也甚大，因自身色泽与颜色与在标准光源下的差异性，同一事物在不同色温环境中人眼观察到颜色丰富程度差异很大，如图 1.45。在显色性好的光源环境下，所拍摄的照片色彩丰富逼真、饱和度适中或较高，例如全光谱的日光或闪光灯照射下拍摄照片。在显色性差光源环境里，拍摄照片则表现为色彩较淡饱和度较低，例如一般室内日光灯、白炽灯以及三基色不平衡的摄影灯或室外阴天、阴影里所拍的照片。

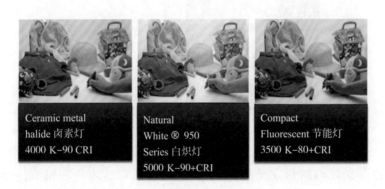

图 1.45　不同显色指数下，视物色彩差

在黑体辐射中，随着温度升高，光谱中蓝色成分增加，呈现出蓝色色调。相比之下，低温黑体辐射主要是红色色调。对于黑体辐射蓝色比红色更"热"，红色其实是更"冷"的颜色。这跟我们传统的认知不一样，大家都把蓝色跟"冷色"联系在一起，红色跟"暖色"联系在一起。

传统的色温概念是从人类对物体感知以及一些常见的物体颜色关联而来，通常将蓝色与冷感联系在一起，比如冰或者凉水呈现出蓝色的外观。相反地，火或者加热金属呈现出红色外观，将红色与温暖联系在一起。这种传统概念并不完全与光源实际色温相对应，在实际应用中，如果希望强调特定的色彩，可以使用加色方法来增强显色效果。比如，低色温光源照射红色物体会使其显得更加鲜艳，而中色温光源照射蓝色物体会给人一种清凉感觉，高色温光源照射物体可能会给人一种冰冷感觉。

《中小学校教室采光和照明卫生标准》中指出：教室照明光源的显色指数不宜小于80。过低的教室照明显色指数影响学生眼睛对物体色彩识别，使物体不能呈现出其真正的颜色。这种情况如果持续下去，会导致辨色能力的下降和衰退，造成学生色盲色弱等严重视力问题和眼部疾病。这是由于长期在显色性很差的光源下，人眼的锥状细胞敏感度也会降低，大脑辨别事物时会有意无意地更集中精力，容易带来眼疲劳，引发视力异常疾病。

（二）白炽灯与卤素灯

1. 白炽灯

白炽灯理论显色指数为100，但实际生活中的白炽灯种类繁多，应用也不同，所以显色指数值不完全一致。只能说是接近100，是显色性较好的灯具，白炽灯色温2700 K左右，卤素灯色温3100 K左右。

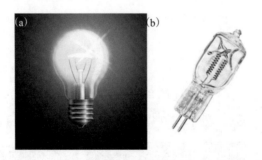

图 1.46　生活中常见的白炽灯（a）和卤素灯（b）

白炽灯和卤素灯均属热发光光源（图1.46），白炽灯内一般抽真空或填充惰性气体。卤素灯填充的是卤素，且灯泡容积小（保持泡壁高温）。接通电源，钨丝被流经的电流灼热，使钨原子跃迁至高能级，自发跃迁回低能级，并释放光子，于是灯泡亮了。白炽灯温度较低，波谱包括红外线、可见光、紫外线，灯泡壁玻璃吸收紫外线，故紫外光比较少。

2. 卤素灯

卤素灯温度较高，波谱包括红外线、可见光、紫外线，灯泡壁为熔融石英玻璃，不吸收紫外线，故发出的紫外线比白炽灯多。浴霸灯泡实质上就是白炽灯，一般色温都是2700 K左右，大部分能量是红外线，给人温暖的感觉，如图1.47。

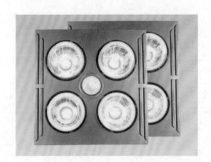

图 1.47　生活中卤素灯的常见应用——浴霸，灯暖浴霸的功率最高可达 1100 W，主要辐射红外线，灯泡壁为硬质石英防爆玻璃

（三）荧光灯与节能灯

1. 荧光灯

荧光灯也称为日光灯是一种常见的照明设备，其工作原理为气体放电和荧光效应。荧光灯主要包括玻璃管、气体、荧光物质和电极。玻璃管是荧光灯外壳内部充满了易于放电的气体，通常是氩气和少量水银。荧光物质是涂覆在玻璃管内壁上的荧光粉，能够吸收电能并将其转化为可见光。电极是位于荧光灯两端的钨丝电极，通常呈二螺旋或三螺旋形状，并在电极上涂有氧化物用于激发电子，如图 1.48。

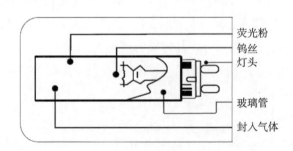

图 1.48　荧光灯结构示意图

当荧光灯通电时，电流通过电极产生电子，激发气体中原子和分子能级跃迁，与荧光物质相互作用辐射出可见光波。这个过程中产生的紫外线被荧光物质吸收并转换为可见光，从而使荧光灯发出明亮的光线，如图 1.49。

荧光灯光谱通常是不连续的，由荧光物质的特性决定。为了产生接近自然光的白光，荧光灯通常使用多种荧光物质，每种荧光物质对应一段特定的波长范围。通过调整不同荧光物质的组合和含量，可以实现不同色温和显色指数的荧光灯，如图 1.50。

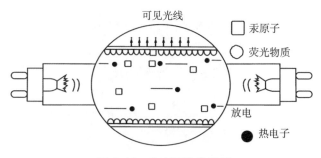

图 1.49　荧光灯发光原理

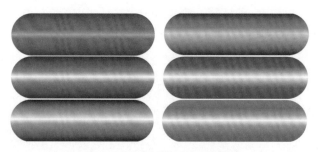

图 1.50　发光光谱与荧光物质有关

荧光灯的发光光谱通常呈现线状谱，并且分布在连续光谱中，如图 1.51 所示。光谱的不同部分对应不同波长的光，荧光灯的光谱分布大致如下：紫外线约占总发光的 2%，无法被人眼直接感知但荧光粉物质可将其转换为可见光。

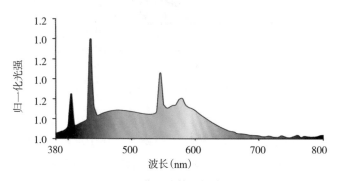

图 1.51　典型的荧光灯光谱分布

紫外线约占总发光的 2%，无法被人眼直接感知但荧光粉物质可将其转换为可见光。

可见光约占总发光的 23%，人眼可以看到各种颜色，从紫色、蓝色、绿色到黄色、橙色和红色等的光。

红外线约占总发光的 36%，人眼无法直接感知通常以热辐射形式存在。

这些比例是一般荧光灯的估计值，实际光谱分布可能会因不同类型和品牌的荧光灯而有所差异。此外，技术的进步和不同荧光粉的使用也可能导致光谱分布的差异。

2. 节能灯

节能灯的工作原理和荧光灯一样，汞原子周围处于激发态的电子在落回低能级时会发射出紫外线，而紫外线轰击荧光涂层时就会被转化为可见光（还有一些被玻璃等材料吸收，变为热耗散）。较新的荧光涂层在节能灯发光色彩上有所改进，可以生成类似于白炽灯的"暖白色"光。节能灯是一种使用氧化铕、氧化钇等稀有荧光粉荧光灯。在紫外线激发下发出红、绿、蓝这 3 种光（图 1.52）。

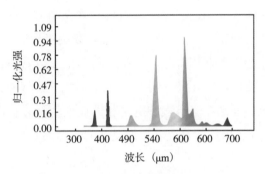

图 1.52　节能灯实物图及其发光光谱

在发光量相同的情况下，节能灯耗费电能为白炽灯的 1/5 ~ 1/3，寿命确为其 8 ~ 15 倍。节能灯的单价比白炽灯贵，但由于其寿命长、耗电少，在其工作寿命中大约能省下其售价 5 倍的电费。和其他荧光灯一样，节能灯含有有毒的汞，因而丢弃时需要特别处理。不少国家的政府都规定禁止将节能灯与生活垃圾一同丢弃，而要使用特殊处理有害垃圾的系统回收。同时节能灯光色柔和，给人带来舒适的感觉。

白炽灯发光的光谱很宽，其中许多波长的光对人眼视觉无作用，视觉效果不佳。普通日光灯所发光谱是强度稍强的线状光谱与低强度的连续光谱叠加，视觉效果较好。节能灯发出单色性较好的红、绿和蓝 3 种色光，并经过适当配比，使视觉敏感的黄绿光占有很大比例，因而视觉效果更好。光源所发光视觉效果不仅取决于所包含可见光波长多少，还决定于不同视见函数波长光成分的相对比例。

（四）LED 灯

发光二极管（LED）作为光源的灯，其寿命和发光效率是白炽灯和荧光灯数倍。单颗发光二极管发光强度比传统白炽灯和省电灯泡低很多，因此一个 LED 光源通常会包含多颗发光二极管。

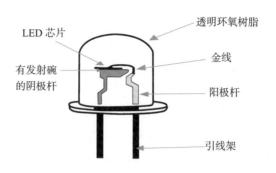

图 1.53　LED 灯结构示意图

发光二极管由半导体 p-n 结，加上电极引线和管壳制成，如图 1.53。发光二极管是一种特殊的二极管，和普通的二极管一样，发光二极管由半导体芯片组成，这些半导体材料会预先透过注入或掺杂等工艺以产生 p-n 结。与其他二极管一样，发光二极管中电流可以轻易地从 p 极（阳极）流向 n 极（阴极），而相反方向则不能。两种不同的载流子在电极电压作用下从流向 p-n 结。当空穴和电子相遇而产生复合，电子会跌落到较低的能阶，同时以光子的模式释放出能量（光子也即是我们常称的光），如图 1.54。

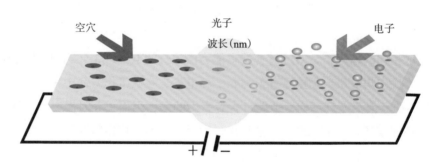

图 1.54　LED 发光原理

LED 的光谱通常呈现出两个或多个峰值，其中一个主要是来自 LED 芯片发出的蓝光，而其他峰值则来自荧光粉转换后的光，如图 1.55。这种光谱的特点使得 LED 能够产生多种颜色的光，例如暖白光、自然白光和冷白光等。然而，荧光粉转换 LED 的光谱并不是完全连续的，而是由线状谱和辐射强度较低的连续光谱叠加而成。这是由于荧光粉的发射特性以及 LED 芯片的光谱特性所导致的。虽然光谱中的某些波长范围的辐射强度相对较低，但通过适当的荧光粉配比和优化设计，可以实现所需的色彩表现和辐射强度。LED 的发光视效能率较高，可高达 80 lm/W。这使得 LED 在照明领域得到广泛应用，具有能效高、寿命长、可调光性和环保等优点。

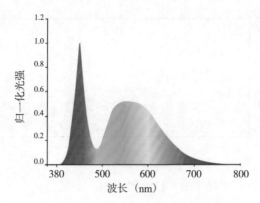

图 1.55 典型的 LED 发光光谱分布图

（五）液晶显示屏（Liquid Crystal Display，LCD）

1. 基本结构

液晶显示屏是属于平面显示器的一种，用于电视机及计算机的屏幕显示。该显示屏优点是耗电量低、体积小、辐射低，利用了两片极化材料中的液体水晶特性，使电流通过该液体时会使水晶重新排列达到成像目的，以使光线无法透过它们。因此，每个水晶就像百叶窗，既能允许光线穿过又能挡住光线。

2. 背光光源种类

冷阴极荧光灯背光（Cold Cathode Fluorescent Lamps，CCFL）背光最大优点是亮度高，所以面积较大的黑白负相、蓝模负相和彩色液晶显示器件基本上都采用它。理论上，它可以根据三基色的配色原理做出各种颜色。其缺点是功耗较大，还需逆变电路驱动，而且工作温度较窄，为 0 ~ 60 ℃，而 LED 等其他的背光源都可达到 –20 ~ 70 ℃。CCFL 背光称为 LCD 显示器。

LED 灯背光比起其他光源，单个 LED 灯功耗最小。从蓝到红，LED 灯有很多种颜色；另外还有一种特殊颜色是白色。在各种颜色里，可大致分为两种高亮和低亮。与传统冷阴极管背光源相比，LED 具有低功耗、低发热量、亮度高、寿命长等特点。LED 背光亮度高，长时间使用亮度也不会下降，而且 LED 背光机身更薄，外形也美观，色彩也比较柔和，配合硬屏面板的色彩能让眼睛更加舒服一些。

3. 两种背光的液晶显示器光谱

在常用色温背光下，LED 和 CCFL 背光的光谱曲线可以显示出一些差异，如图 1.56。LED 背光通常具有更窄的光谱带宽和更高的色彩纯度，这意味着 LED 背光在特定波长范围内的辐射强度相对较高。在常用色温下，LED 背光的光谱曲线在蓝光波段通常会显示出较高的峰值，相比之下，CCFL 背光的蓝光强度较低。LED 背光的蓝光强度大约是同色温的 CCFL 背光的 2 倍。

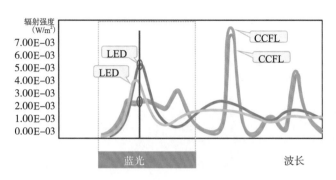

图 1.56　LED 和 CCFL 发光光谱

这种差异可以归因于 LED 背光和 CCFL 背光的不同工作原理。LED 背光利用荧光粉转换技术，通过激发荧光粉产生所需的色光，而 CCFL 背光则依赖于气体放电产生紫外线，再经过荧光粉转换成可见光。LED 背光在蓝光波段具有更高的辐射强度，因此其蓝光成分较高。

附 1：CRT 显示器

随着科技的发展，液晶显示器的应用日益广阔，已经广泛应用于各种仪表、计算器、液晶电视、计算机、掌上电子玩具、手机等诸多方面。尽管液晶显示器已经全面取代 CRT 成为电脑装机的首选，但是在一些对色彩还原要求较高的行业，如医疗、冶金等，仍需要使用 CRT 显示器进行作业。阴极射线显像管是一种使用阴极射线管的显示器。主要有 5 个部分组成：电子枪、偏转线圈、荫罩、高压石墨电极、荧光粉涂层及玻璃外壳，如图 1.57。

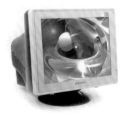

图 1.57　CRT（Cathode Ray Tube，阴极射线管）显示器

附 2：蓝宝石屏

蓝宝石（主要成分为）屏幕技术其实已经出现了一段时间，比如手表、军用车辆玻璃，都采用了蓝宝石技术。蓝宝石硬度仅次于钻石，科技厂商通过对其元素提纯，应用在一些透明玻璃面板上，可以实现比传统化学增强玻璃更好的硬度表现。相比传统玻璃显示

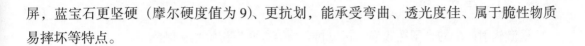

屏，蓝宝石更坚硬（摩尔硬度值为9）、更抗划，能承受弯曲、透光度佳、属于脆性物质易摔坏等特点。

附3：OLED屏

有机发光显示技术（OLED）由非常薄的有机材料涂层和玻璃基板构成。当有电荷通过这些有机材料就会发光，OLED发光颜色取决于有机发光层材料，故厂商可改变发光层材料而得到所需的颜色。有源阵列有机发光显示屏具有内置的电子电路系统，因此每个像素都由一个对应的电路独立驱动。OLED具有构造简单、自发光不需背光源、对比度高、厚度薄、视角广、反应速度快、可用于挠曲性面板、使用温度范围广等优点。

（六）激光（Laser）

激光是"通过受激辐射产生的光放大"（Light Amplification by Stimulated Emission of Radiation, LASER）的缩写，即指受激辐射电子跃迁产生的增强光辐射。"激光"一词是钱学森提出的标准译法。

激光与原子能、计算机、半导体并称为20世纪以来的"四大发明"，被称作"最快的刀""最准的尺""最亮的光""奇异的激光"。

1960年5月16日，美国加利福尼亚州休斯实验室的科学家梅曼宣布获得了波长为694.3 nm的激光，这是一个重大的突破，标志着人类首次获得激光光源。他使用掺有铬原子的红宝石晶体，并通过受激辐射产生了具有波长为694.3 nm的激光光束，这被称为红宝石激光。

这一发现对激光技术的发展起到了关键作用，激光在之后的几十年中得到了广泛的应用。激光技术的应用领域包括医学（如激光手术、激光治疗）、通信（如光纤通信）、测量（如激光测距）、材料加工（如激光切割、激光焊接）等。激光的特点包括单色性、相干性和高能量密度，这些特性使得激光在各个领域中有着独特的应用优势。

1. 基本原理

爱因斯坦在1916年首先描述了原子受激辐射与自发辐射的关系。在此之后人们很长时间都在猜测，这个现象可否被用来增强光场。首要前提是介质必须存在粒子数反转状态。

电子运动状态可以分为不同能级，电子从高能级向低能级跃迁时，会释放出相应能量的电磁波（所谓自发辐射）。一般发光体中，这些电子释放光子动作是随机，所释放出的光子也没有相同特性，例如钨丝灯发出的光。

外加能量以电场、光子、化学等方式注入一个能级系统中并被吸收时，会引起电子从低能级向高能级的跃迁。这些外部注入能量导致电子跃迁至高能级时，自发辐射产生的光子与这些处于高能级的电子碰撞时，电子会被诱导向低能级跃迁并释放出光子，这就是受激辐射的过程。

受激辐射产生的光子在频率、相位和方向等方面与初始光子保持完全一致。受激辐射的光子又会与其他因外部能量注入而处于高能级的电子碰撞，从而进一步产生更多的光子，最终导致光强度增加（即光的能量被放大）。实现光放大需要创造一个高能级电子数量多于低能级电子的环境，即粒子数反转。实现粒子数反转的必要条件是：通过外界能量的诱发，将低能级上的粒子激发到高能级上去，使某个高能级上的粒子数多于低能级上的粒子数。要实现粒子数反转，必须要有激活物质。在这种物质的能级结构中，除了存在基态、激发态外，还存在亚稳态能级。原子被激发到激发态后，通过无辐射跃迁，达到相当稳定的亚稳态。于是基态原子数不断减少，亚稳态原子数不断增多，从而实现亚稳态对基态的粒子数反转。这样一来，高能级电子就有机会与光子碰撞并释放出新的光子，而不是随机地发射光子。

2. 基本条件及跃迁方式

形成激光需要 3 个关键组成部分：增益介质、激励光源和谐振腔。

（1）增益介质（Gain Medium）

增益介质是激光器中的关键元件，它能够吸收能量并将其转化为激光光子。增益介质可以是固体、液体或气体，常见的材料包括氖气、二氧化碳、氩离子、掺铬红宝石等。当外部能量注入增益介质时，其中的原子或分子被激发到高能级，然后通过受激辐射过程释放出光子，形成激光光束。

（2）激励光源（Pumping Source）

激励光源是提供能量以激发增益介质的光源。激励光源可以是闪光灯、激光二极管、化学反应或其他高能量输入装置。它提供足够的能量来激发增益介质中的原子或分子，将其推向高能级状态。

（3）谐振腔（Resonator Cavity）

谐振腔是一个光学结构，用于反射和增强激光光子。谐振腔通常由两个高反射率镜子组成，一个是完全反射镜，另一个是半透镜。激光光子在谐振腔内来回反射，经过多次反射增益，光子的能量得到放大。这样的谐振腔结构使得激光光子能够以高度相干和集中的方式传播。

综上所述，增益介质提供激光光子的产生，激励光源提供能量以激发增益介质，而谐振腔则用于反射和放大光子。这 3 个组成部分共同作用，形成了一束具有高度相干性、单色性和方向性的激光束。

在激光工作原理中，涉及 3 种重要的跃迁形式：受激吸收（Stimulated Absorption）、自发辐射（Spontaneous Emission）和受激辐射（Stimulated Emission），如图 1.58。

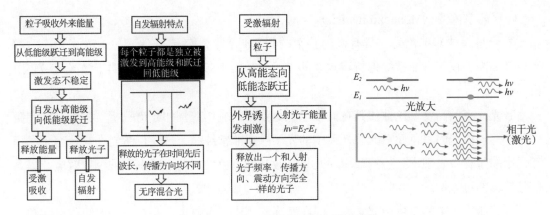

图 1.58　3 种跃迁方式和激光形成原理

（1）受激吸收

当一个光子与处于低能级的原子或分子相互作用时，如果能量和动量守恒的条件都满足，原子或分子可以吸收这个光子的能量，并从低能级跃迁到高能级。这个过程称为受激吸收，因为外部光子刺激了跃迁的发生。

（2）自发辐射

当原子或分子处于高能级时，它们会自发地、不受外界干扰地发射出光子，跃迁到低能级，这个过程称为自发辐射。粒子受到激发而进入激发态，该能级不是粒子的稳定状态，存在着可以接纳粒子的较低能级，即使没有外界作用，粒子也有一定概率自发地从高能级激发态（E_2）向低能级基态（E_1）跃迁。同时辐射出能量为（E_2-E_1）的光子，光子频率为 $v=(E_2-E_1)/h$，这种辐射过程称为自发辐射。众多原子以自发辐射发出的光，具有随机相位、偏振态和传播方向，是物理上所说的非相干光。

（3）受激辐射

1917 年，爱因斯坦从理论上指出除自发辐射外，处于高能级 E_2 上的粒子还可以另一方式跃迁到较低能级。处于高能级的原子或分子与外部光子相互作用时，如果能量和动量守恒的条件都满足，原子或分子可以受到外部光子的刺激，从高能级跃迁到低能级，并且产生与外部光子相干新光子。当频率为 $v=(E_2-E_1)/h$ 的光子入射时，也会引发粒子以一定的概率，迅速地从能级 E_2 跃迁到能级 E_1，同时辐射与外来光子频率、相位、偏振态以及传播方向都相同的光子，这个过程称为受激辐射。

在激光器中，利用受激辐射实现光放大和相干。外部激励源激发增益介质中的原子或分子到高能级，然后通过受激辐射过程，产生与外部激励光相干的新光子，并在谐振腔中被不断放大，最终形成一束强度高、相干性好的激光束。

3. 激光特性

激光具有以下几个显著特性：

（1）高单色性（Monochromaticity）

激光是一种非单色光，具有极为狭窄的频率带宽。相较于其他光源，激光光束的频率极其纯净，仅包含非常接近特定频率的光子，如图 1.59。这一特性归功于激光受激辐射机制。

激光光束的高度单色性使其在许多领域得到广泛应用，例如光谱分析、光学干涉和激光医疗等。激光的单色性意味着光束中的光子频率非常纯净，这使得激光在与特定频率相互作用的过程中表现出独特的效应。此外，激光的单色性有助于减少光的色散效应，提高信号传输的可靠性。

尽管激光光束的单色性非常高，但在实际应用中，有时也会存在一些谱线宽度和频率涨落现象。这些因素可能由激光器本身的特性以及环境因素所引起。因此，在一些高精度的应用中，可能需要进一步的频率稳定化措施来满足特定要求。

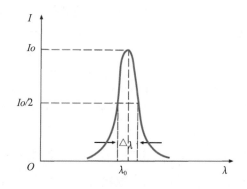

图 1.59　谱线宽度示意图

谱线宽度是衡量光线单色性好坏标志，例如氦－氖激光的 632.8 nm 单色红光频率宽度仅有 0.1 Hz，而普通光源频率宽度为 MHz 量级，激光单色性比普通光高数倍。

（2）高定向性（Directionality）

激光是一束高度定向的光束，其发散角非常小。相比于常规光源，激光以非常集中和定向的方式传播。这是由于激光在谐振腔中多次反射，并受到谐振腔镜子的限制，使得光线在一个相对狭窄的方向范围内传播。普通光源探照灯光束几千米外扩散的直径为几千米。激光几乎是一束平行光，激光束射到距离地球 3.8×10^5 km 的月球上直径小于 2 km。

激光方向性用发散角度量，发散角越小表明方向性越强，通常以毫弧（10^{-3} 弧度）计算。氦－氖激光发散角只有 1 毫弧度。激光束能量空间高度集中，千分之几秒内可熔化或汽化各种材料（图 1.60），还可以用来治疗痤疮等。

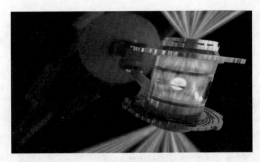

图 1.60　激光可控核聚变，利用强激光脉冲快速注入核聚变材料中，在聚变材料还没得及散开的情况下达到点火条件，瞬间实现聚变反应

（3）高亮度（Brightness）

激光具有非常高的亮度，即单位面积上的功率非常高。激光能够集中能量在很小的空间范围内，因此具有非常高的光功率密度。这使得激光在很多应用领域中成为高效的工具，例如激光切割、激光打印等。

（4）高相干性（Coherence）

激光具有非常高的相干性，即光波之间存在良好的相位关系。这意味着激光光束中的光子具有高度的空间和时间关联性，它们在相位上保持一致，并具有明确的波前形状。高相干性使得激光在干涉、衍射、光学干涉计量等领域中具有重要应用，如图 1.61。

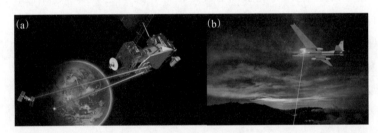

图 1.61　激光高相干性用于空–天或空–地的通信（a）和激光无线充能（b）

4. 激光器的类型

激光器的分类有很多方式，可以按照工作方式、输出波长波段、输出激光波长是否可以调节、激光器的用途等特点分类，如图 1.62。

根据工作方式分成：连续激光器（功率可达 10^6 W）和脉冲激光器（瞬时功率可达 10^{15} W），激光脉冲可压缩到阿秒（10^{-18} s）；

根据工作波段分为：红外激光器、可见光激光器、紫外激光器和 X 射线激光器；

根据工作物质种类分为：液体激光器（如有机染料）、气体激光器（如 CO_2）、固体激光器（如红宝石 Al_2O_3）和半导体激光器（如砷化镓 GaAs）。

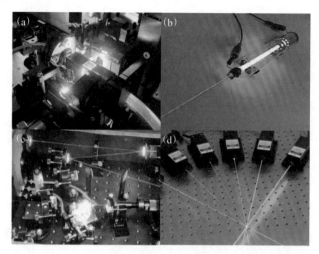

图 1.62　a ~ d. 分别为染料、气体、固体和半导体激光器

（1）固体激光

在固体激光器中，激光增益介质通常是固态晶体或玻璃，其中掺杂了适量的稀土离子（如钕、铒、铬等）。这些稀土离子在晶体或玻璃基质中取代一部分原子形成能级结构。当外部能量（通常是光或电）注入激光增益介质中时，稀土离子的能级被激发到高能级。

当激发态的稀土离子受到外界光子或电子刺激时，通过受激辐射过程跃迁到低能级，并释放出激光光子。这个过程与受激辐射过程相似，其中光子频率、相位和方向与刺激光子相同。在固体激光器中，通常采用谐振腔结构来放大激光光束。谐振腔由两个高反射率的镜子组成，其中一个是完全反射镜，另一个是半透镜。激光光子在谐振腔内来回反射，受到镜子的反射和放大，最终形成一束高度相干、单色性和定向性的激光光束。典型固体激光器包括红宝石激光器 694.3 nm（深红），Nd:YAG 激光器 1060 nm（红外），Ho:YAG 激光器 2100 nm（红外）等。

固体激光器具有波长范围广、能量高、脉冲宽度短等特点，广泛应用于科学研究、医学、材料加工、激光雷达、激光导引等领域。例如，Nd:YAG 激光器常用于激光切割、激光打标、激光测距等应用；Ruby 激光器常用于激光测距、激光器振荡器等领域。

（2）气体激光

气体激光器是一种利用气体作为激光介质的激光器。它通过在气体放电中激发原子或分子从低能级跃迁到高能级，然后通过受激辐射过程产生一束高度相干、单色性和定向性的激光光束。

气体激光器的工作原理基于气体放电和激发辐射的过程。在气体激光器中，气体被充填在一个包含镜子的激光管内部。通常，激光管的两端具有镜面反射镜，其中一个是完全反射镜，另一个是半透镜。当高频电场或电流通过激光管时，产生气体放电，激发气体中的原子或分子从低能级跃迁到高能级。

跃迁过程中，激发态的原子或分子通过受激辐射过程发射激光光子。受激辐射使得光子与激发态的原子或分子产生相干交互作用，导致光子的放大和聚集。激光光子在谐振腔中来回反射，受到镜子的反射和放大，最终形成一束高度相干、单色性和定向性的激光光束。典型气体激光器包括氦氖气体激光器 632.8 nm（红光），氩离子激光器 448 nm（蓝光）和 514.5 nm（绿光）；氪离子激光器 647.1 nm（红光）、568.2 nm（黄光）和 520.8 nm（绿光）；二氧化碳激光器 10 600 nm（红外）；准分子激光器 ArF 193 nm、KrF 248 nm、XrF 308 nm 和 XeF 35 nm 等。

气体激光器具有多种波长和功率输出的能力，广泛应用于医学、科研、通信、测量、材料加工等领域。例如，氦氖激光器常用于光学仪器、激光指示、扫描仪等应用；二氧化碳激光器在切割、焊接、雕刻等材料加工中得到广泛应用；氩离子激光器用于光学显微镜、光刻和光谱分析等领域。

（3）液体激光（染料激光器）

液体激光器也称为染料激光器（Dye Laser），是一种利用染料溶液作为激光介质的激光器。相比于固体激光器或气体激光器，液体激光器具有波长调谐范围广、高度单色性和较窄的线宽等特点，如若丹明染料激光器：570～630 nm 连续可调。

液体激光器的工作原理基于染料分子在溶液中的激发和跃迁过程。在液体激光器中，染料分子溶解在适当的溶剂中形成染料溶液。染料溶液通常被装在一个光学腔体中，该腔体由镜子和一个光学耦合装置组成。

在激发过程中，外部激发光源（例如闪光灯或激光二极管）照射到染料溶液中。染料分子吸收光子能量，使染料分子处于激发态。然后，染料分子通过非辐射跃迁过程将能量转移给溶剂分子，将自身激发态降低到较低的振动能级。

当染料分子处于激发态时，如果满足能量守恒和动量守恒的条件，可以通过受激辐射过程发射激光光子。这个过程类似于固体激光器中的受激辐射。由于染料分子的能级结构和染料溶液中的谐振腔结构，只有特定波长的光子在腔内受到放大，并通过其中的输出耦合装置输出为激光光束。

液体激光器具有波长调谐范围广、线宽窄和高度单色性的优点，因此在科学研究、光谱分析、医学、材料加工等领域中得到广泛应用。然而，液体激光器的主要限制是染料溶液的稳定性和需要周期性更换染料溶液的成本和复杂性。

（4）半导体激光（激光二极管）

半导体激光器，也被称为激光二极管（Laser Diode），是一种基于半导体材料的激光发射器件。它是激光技术中最常见和广泛应用的一种激光器，如砷化镓激光器：840 nm。

半导体激光器的工作原理是基于电子与空穴的复合和跃迁过程。通常，半导体激光器由两种不同的半导体材料构成，一种是 p 型半导体，富含正电荷的空穴；另一种是 n 型半导体，富含负电荷的电子。这两种半导体材料通过 p-n 结连接在一起，形成一个电子-空穴复合区域。

在激光二极管中，当电流通过 p-n 结时，电子和空穴被注入复合区域。由于能带结构和能级分布的设计，电子和空穴在复合区域发生非辐射性复合过程，这导致电子从高能级跃迁到低能级，并释放出能量。这个过程是自发辐射产生宽带谱的光子。然而，复合区域被精确设计成一个光学谐振腔结构，通过腔内反射镜的作用，只有特定频率的光子能够在谐振腔中得到放大，形成具有高度单色性和定向性的激光光束。

半导体激光器具有小体积、低功率消耗、高效率和长寿命等优点，广泛应用于通信、激光打印、光存储、激光指示、光纤通信、医疗和生物技术等领域。激光二极管的不断发展和改进也推动了激光技术的进步和应用的广泛化。

5. 激光危险度分级

根据激光器波长、平均输出功率以及连续（CW）/ 脉冲（PW）激光器的特性，对激光器进行分类。此外，对于 PW 激光器还需要考虑单脉冲能量、脉冲宽度、曝光时间以及光束面型等因素。二极管激光器阵列和激光多光束相干合成技术是提高输出功率的商用手段，与大多数点光源激光器不同，激光阵列源面型和辐射角度也是重要因素。

评估激光潜在危险性的指标为最大允许曝光（Maximum Permissible Exposure，MPE）：指在人体或其他生物体所能暴露于激光辐射而不会导致伤害的最大允许曝光水平。MPE 值是根据国际电工委员会（IEC）的标准制定，旨在确保激光辐射对人体和环境的安全性。

MPE 值取决于多个因素，包括激光器的波长、功率、脉冲宽度、重复频率、光束直径和曝光时间等。激光器制造商通常会提供相应的 MPE 值，并在激光器使用指南中列出。这些值被用于评估激光辐射对人眼和皮肤的潜在风险，并指导激光器的正确使用和安全操作。

根据标准规定（ANSI Z136.1-1986），激光危险程度的评估还需要考虑激光辐射照度和限制孔径的面积。不同波长范围的激光辐射具有不同的限制孔径直径要求。例如，对于紫外辐射（范围 200 ~ 400 nm），限制孔径直径为 0.1 cm；对于可见光和 IRA 辐射（范围 400 ~ 1400 nm），限制孔径直径为 0.7 cm；对于 IRB 和 IRC 辐射，限制孔径直径为 0.1 cm；对于 0.11 mm 范围的辐射，限制孔径直径为 1.1 cm。

在激光器的使用过程中，必须确保激光辐射不超过特定波长和工作条件下的 MPE 值，并遵循相应的安全操作指南。这样可以最大限度地减少激光辐射对人员和环境的潜在风险。

在使用激光器时应仔细阅读激光器的技术规格和使用说明，遵守相应的安全操作指南，以确保激光辐射的合规和安全性，并提出了以下 4 个光学辐射分级标准：

一级激光

为限制在以下辐射量和曝光时间内的激光系统：

a. UV（0.2~0.4 μm）≤0.8×10^{-9} W；≤0.8×10^{-6} W 且曝光时间 <3×10^4 s；

b. VIS（0.4~0.7 μm）≤0.4 C$_B$×10^{-6} W 且曝光时间 <3×10^4 s，其中 C$_B$=10$^{15×(\lambda-0.55)}$，λ=0.55~0.70 μm；

c. Near-IR（0.7~1.06 μm）≤0.4×10^{-6} W；≤200×10^{-6} W 且曝光时间 <3×10^4 s；（1.06~1.4 μm）≤200×10^{-6} W 且曝光时间 <3×10^4 s。

一级激光器的典型特点：任何使用条件下都不会超过 MPE 值，甚至通过光学系统聚焦后也不会超过 MPE 值。可以保证设计上的安全，不必进行管控和管理，典型应用如图 1.63。

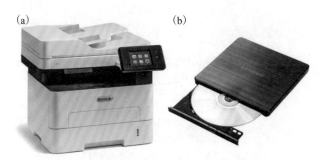

图 1.63　一级激光器应用：激光打印机（a）和 DVD 刻录机（b）

二级激光

对于 VIS（0.4~0.7 μm）来说，二级 CW 和 PW 激光输出功率大于一级，小于 1×10^{-3} W，如果在任意 24 h 内曝光时间不超过 1×10^3 s，那么该激光器可被指定为 2A 级激光器。

二级激光器为低输出可视激光，人眼睛闭合反应时间为 0.25 s，用这段时间算出曝光量不可以超过 MPE 值。通常 1 mW 以下激光会导致晕眩无法思考，用闭合眼睛来保护，不要直接在光束内观察，也不要用二级激光直接照射别人眼睛，避免用远望设备观察二级激光，图 1.64 为典型应用。

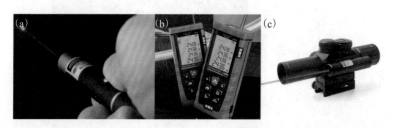

图 1.64　二级激光器典型应用：激光笔（a）、激光测距仪（b）和激光瞄准镜（c）

三级激光

根据光束若直接射入眼睛，是否会产生伤害进一步分为 3A 级和 3B 级。

a. 紫外线（0.2~0.4 μm）功率≤0.5 W 且曝光时间≥0.25 s；辐射能为 10 J/cm² 且曝光时间≤0.25 s；

b. 可见光（0.4~0.7 μm）在 0.25 s 曝光时间内功率超过一级激光，但不大于 0.5 W；

c. 可见光到近红外线 PW 激光（0.4~1.4 μm）输出功率超过一级激光，但总辐射能不超过 10 J/cm²；

d. 近红外线（0.7~1.4 μm）输出功率超过一级，但 <0.5 W 的辐射功率其曝光时间为 0.25 s。

以上均为 3A 级，应避免使用远望镜设备观察该级激光，这样可能增大危险。典型应用：与二级有很多相同之处，如激光笔，激光扫描仪等，如图 1.65。

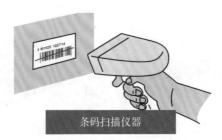

图 1.65　3A 级激光器典型应用

所有不符合上述要求的 3 类激光均被列为 3B 级，为 5~500 mW 的连续激光可能对人眼和皮肤造成潜在的危害，正常操作时对眼睛的直视或反射视觉可能会对视觉系统造成危害。因此，在操作 3B 级激光器时，需要采取适当的安全措施，如佩戴合适的防护眼镜和避免直接暴露于激光束中，典型应用如图 1.66。

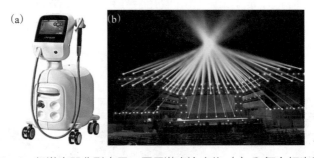

图 1.66　3B 级激光器典型应用：医用激光治疗仪（a）和舞台灯光秀（b）

四级激光

a. 紫外线（0.2~0.4 μm）和远红外线（1.4~1 mm）输出平均功率 >0.5 W，曝光时间为 0.25 s；或者辐射量为 10 J/cm² 且曝光时间 <0.25 s；

b. 可见光（0.4～0.7 μm）输出平均功率 >0.5 W，曝光时间为 0.25 s；或者以反射或漫反射方式观察 10 J/cm² 的辐射且曝光时间 <0.25 s；

c. 近红外线（0.7～1.4 μm）输出平均功率 ≥0.5 W，曝光时间为 0.25 s；或者以反射或漫反射方式观察 10 J/cm² 的辐射且曝光时间 <0.25 s；

高输出连续激光（>500 mW），有火灾的危险，其光束反射或漫散射也有危险，典型应用如图 1.67。

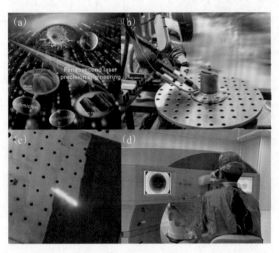

图 1.67　四级激光器典型应用：激光精密加工（a）、激光焊接（b）、激光清洗（c）和激光近视手术（d）

6. 激光危害评估

激光器为同波长、同相位、高度平行的相干光束，由此带来了一个严峻的问题，即激光光束穿过眼部介质后会聚焦在视网膜上光斑非常小，光斑光强很强这可能会对眼睛造成损害。为了计算到达视网膜 MPE 需要考虑相干光束直径和瞳孔大小。

由于激光束不是完全准直的，激光束的原点是位于激光器腔外或腔内的一个虚拟点，且位于激光器输出镜的后方。激光出口处直径用 α 表示，总发散角为 ϕ，如图 1.68。在小角度情况下，使用 $\tan(\varphi/2) = \varphi/2$ 进行近似计算，激光原点虚像位置到激光器输出镜距离为 $l = \dfrac{\alpha}{\phi}$。

假设激光直径小于瞳孔，即所有光束聚焦均在视网膜上，那么视网膜上聚焦光斑的直径为 $d_r = \phi f_e$，其中 $f_e = 1.67$ cm 为模拟眼后焦距。视网膜光斑直径与人眼后焦距和激光发散角度成正比，发散角度通常用毫弧度表示。在视网膜上聚焦光斑的面积为 $A_r = \pi d_r^2/4$，那么视网膜光斑照度，可以通过以下关系式计算 $E_r = \dfrac{\phi \tau}{A_r}$，其中，$E_r$ 为视网膜上光斑照度

W/cm²），φ 为激光平均功率（W），A_r 为光斑面积（cm²），τ 为眼球中激光的透过率。由于衍射极限的限制，激光在视网膜上形成的光斑面积越大，照度值就越低，而光斑面积还与入射波长有关。因此，在评估可见光之外的视网膜光照度时，必须要着重说明激光波段，这直接影响光斑面积改变辐照强度。

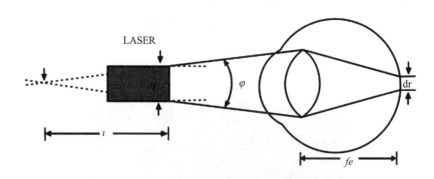

图 1.68　激光光束与眼睛相互作用示意图

最后一个激光概念是光学增益（OG）是指视网膜照度（Er）与角膜辐射照度（Ec）之比，是衡量激光与眼球相互作用的重要参数之一。激光穿过眼部介质时会被光谱吸收，因此视网膜辐射照度 Er 需要用眼部介质的透射率光谱 τ 进行修正，才能与角膜辐射照度 Ec 进行直接比较。

此外，OG 还与光束直径和瞳孔直径有关 $OG=\dfrac{\tau E_r}{E_C}$，其中 τ 为眼球的透射率，E_r 为视网膜辐射照度（W/cm²），Ec 为角膜辐射照度（W/cm²），d_r 和 d_p 分布为视网膜上光斑和瞳孔的直径（cm）。通常情况下，光束直径越小，OG 值越高，因为更多的激光能量被集中在更小的区域内。瞳孔直径越大，OG 值越低，因为更多的激光能量被散布在更大的区域内。因此需要评估患者的瞳孔大小并根据实际情况调整光束直径和治疗参数，以达到最佳的激光治疗效果和安全性。

人眼的光学增益指数 OG 为 10^5 量级，这意味着当低功率激光束射入角膜时，其功率在到达视网膜时会急剧增加。数毫瓦的角膜辐射照度在视网膜上可能相当于数百瓦，接近引起永久性视网膜损伤的水平。因此，强烈警示绝不能直接注视激光束，无论是直接还是反射观察都存在潜在的危险。

7. 激光防护方法

每个激光设备运行场所都应指派专职激光安全专员，负责管理和运行与激光相关的安全操作，以及对危险性较高的激光设备进行必要监控。这些激光安全专员必须具备一定的专业素养和能力：评估激光可能产生的潜在危害、针对使用人员进行有关激光安全操作培训以及选择合适的防护装备。

激光安全专员还应熟练掌握激光设备的基本属性和操作要求，以便协助实验室负责人制定和执行相关的安全政策和措施。在进行激光实验或操作时，激光安全专员有义务确保所有工作人员正确佩戴防护装备，并严格遵守相关安全规定。同时激光安全专员还需定期对激光设备进行检查，保证其按照标准操作程序运行并负责维护相应的安全记录。只有这样，才能确保设备安全运行，降低激光潜在危险进一步保障工作人员安全。

为了确定所需的眼部保护措施，需要按照规定对激光器进行分类，确定激光器危险等级。然后计算辐射量并与激光器 MPE 进行比较，如果辐射量超过 MPE，则应要求提供额外的保护措施。最常用的保护手段就是佩戴适合的激光防护镜，特定波长激光护目镜的衰减光密度（OD）为：$OD=\log_{10}\dfrac{H_0}{MPE}$。其中，$H_0$ 是环境中最大辐射量，CW 和 PW 激光源分别用 W/cm^2 和 J/cm^2 表示。

在激光操作中，激光护目镜是保护眼睛免受激光辐射损伤的首选防护装备。当其他控制方法无法将激光束降至低于 MPE 时，应及时佩戴合适的激光护目镜。该激光护目镜可允许可见光透过，同时最大限度地吸收激光波长，从而保护眼睛免受激光辐射伤害。

除了防护眼镜外，四级激光系统通常还需配备其他防护设备，如防护手套和防护服等。激光护目镜的核心特性包括佩戴舒适、可见光透射率以保障良好视觉效果以及有效吸收激光能量。在选择激光护目镜时应充分考虑激光波长、功率和脉冲宽度等因素。因此，不同激光器需要配备不同类型防护眼镜。

激光护目镜是一种专门设计用于保护眼睛免受激光辐射伤害的防护装备。它通常由滤光片或其他光学材料制成，具有最小衰减值要求，一般要达到光密度（OD）值为 5 才能被视为有效的激光护目镜。激光护目镜的设计不仅考虑到防护性能，还注重舒适性和视野范围，以提供最大程度的保护。

激光护目镜应具备良好的激光波长衰减能力，即对激光波长的吸收和衰减效果要达到最大化，同时对其他可见光波段的透射率要保持较高水平以确保良好的视觉效果。镜框的设计应符合人体工程学原理，贴合鼻梁、前额、太阳穴和脸颊周围，以防止激光束直接或通过反射进入眼睛。每个激光护目镜的框架上都会标明制造商的库存代码、镜片的光学密度以及兼容的激光波长等重要信息。

除了激光护目镜，使用者还应配备其他防护设备，如面罩、手套和防护服等。选择和配置这些防护设备时，需要考虑激光系统的类型、输出功率、波长等参数。不同的激光波长需要选择相应类型的防护眼镜，因此在选择和配置激光防护设备时，应仔细参考相关规定和指南，确保所选设备能够提供充分的防护。

对于接触激光的工作人员来说，定期进行眼部评估是至关重要的，应在每年的雇佣期间及雇佣终止时进行重复评估。对于可能产生视觉危害的激光区域，眼部评估应包括以下内容：病史查询，以了解眼部有无先前疾病；35 cm 的视力测试；外眼部结构检查；利用阿姆斯勒方格表进行中央视野的显微畸形检测；全视野检查；通过使用引起睫状体麻痹的药物进行屈光状态检查；眼底检查；眼底后极部照相；裂隙灯检查和房角镜检查以评估前节结构；以及视网膜评估。这些检查将有助于及时发现并防止激光对眼睛造成的潜在伤害。

对于激光工作人员的眼部评估，除基础眼睛评估外还应包括：

（1）对激光波长和功率的风险评估：通过了解激光器的规格和操作条件来评估激光波长和功率对眼睛的潜在危害程度。

（2）对激光器类别的评估：根据激光器的分类来评估眼睛的危险程度。不同的类别需要采用不同的防护措施。

（3）对激光器照射的可能性评估：通过了解工作人员接触激光的频率、强度和持续时间等因素，评估激光照射的可能性。

（4）对激光器照射的后果评估：评估激光照射对眼睛的潜在后果，包括可逆和不可逆性损伤。

（5）记录：对眼部评估结果进行记录，包括评估日期、评估人员、激光器分类、激光器操作参数、眼部检查结果等信息。记录应该保存至少 5 年，以备未来参考。

8. 用于眼科治疗的激光器

在使用激光器进行眼部治疗时，需要考虑多个因素，如眼部介质的吸收特性、激光波长、激光产生热效应以及其对组织 DNA 潜在损伤等。假设激光器具备足够功率，选择适当类型激光器也显得至关重要。表 1.8 为波长 500～1064 nm 范围内的特定激光在眼部介质、视网膜色素上皮细胞（RPE）和脉络膜中的吸收特性。

表 1.8　眼部介质、RPE 和脉络膜对特定波长的吸收情况

	氩	Nd：YAG	染料	染料	染料	氪	Nd：YAG
波长（nm）	500	532	577	590	610	647	1064
眼部介质	5%	5%	5%	5%	5%	5%	35%
PRE	58%	57%	53%	51%	48%	45%	15%
脉络膜	36%	48%	55%	55%	55%	55%	22%

激光吸收率会影响激光对眼部的治疗效果，决定了激光能量在眼部组织上分布和深度。理解不同波长激光在眼部不同组织的吸收特性，对于设计和选择最佳的眼科激光治疗策略非常重要。

紫外线辐射对角膜、晶状体和视网膜损伤阈值如表 1.9 所示。该表包括角膜上皮和内皮、前房水晶状体和晶状体核以及视网膜不同部位的损伤阈值。在进行生物辐射之前，必

须先根据经验建立热效应和组织损伤数据，将有助于评估激光器的安全性，并确保其不会引起对眼部组织的不可逆损伤。

表 1.9　紫外线激光诱导的角膜、晶状体和视网膜的损伤阈值

眼睛部位		波长（nm）	脉冲宽度（s）	阈值（J/cm²）	备注
角膜	上皮	215 ~ 315（UVC+UVB）	$10^{-9} \sim 10^5$	0.1 ~ 1	通常在 48 h 内修复
	上皮内皮	215 ~ 315	$10^{-9} \sim 10^5$	10 ~ 100	通常在 48 h 内修复
	角膜整体	0.1 ~ 1	10^{-8}	1	光消融术：1 J/cm² 可消融 1 mm 的角膜组织
晶状体	前上皮	295 ~ 320（UVB）	>1	0.1 ~ 10	短暂混浊或永久性白内障
	前上皮	335 ~ 380（UVA）	$10^{-9} \sim 1$	1 ~ 10	急性热性白内障
	晶状体核	300 ~ 400（UVB+UVA）	>1	—	终身性白内障
视网膜	感光细胞	315 ~ 400（UVA）	1	0.1 ~ 1	不能或缓慢修复
	无晶状体的 RPE 层	>315	>1	0.1	光化学和热损伤

第一次在大众日常生活中使用激光式超市条码扫描仪，于 1974 年推出。光盘在 1978 年推出，是包括激光第一个成功消费产品，光盘播放器是第一个装备有激光器的常见设备。紧接着，在 1982 年开始出现激光打印机。一些其他用途有：

医学：无血手术、激光治疗、手术治疗、激光矫视、口腔科。

工业：切割、焊接、材料热处理、打标记、非接触性测量。

军事：目标标记、弹药制导、导弹防御、激光武器。

司法：指纹鉴定、超速取证。

科研：光谱学。

生产 / 商业应用：激光打印机、光盘、条码扫描仪、激光指示器。

激光灯光显示：激光灯光秀。

美容手术皮肤治疗：激光美容。

建筑：激光水平仪、激光测距仪。

近视眼激光手术是一种通过激光技术来矫正近视眼的手术方法，其发展经历了一系列的演进和改进。以下是近视眼激光手术的发展历程：

（1）激光光学角膜切削术（PRK）：PRK 是最早应用于近视眼矫正激光手术技术，通过激光器直接对角膜进行切削，改变其曲率，从而矫正近视度数。PRK 的缺点是术后恢复较慢，可能会出现不适和视力波动的情况。

（2）准分子激光原位角膜磨镶术（IK）：IK 是在 PRK 基础上发展起来的技术，通过使用准分子激光器在角膜内部进行切削，然后将角膜上皮折回原位。相比于 PRK，IK 术后恢复较快，不适感减少，视力稳定性更好。

（3）准分子激光上皮下角膜磨镶术（EK）：EK 是一种对角膜内部进行切削的手术方法，在 IK 基础上改进而来。EK 通过准分子激光器在角膜上切削一个薄片，然后将其折回原位。EK 手术具有更快恢复时间和较低并发症发生率。

（4）波前像差引导准分子激光手术（TK）：TK 是一种使用波前像差技术进行激光手术方法。波前像差是指光线经过眼部组织后发生偏折和散射，TK 利用这种信息来个性化地调整激光切削，以更精确地矫正近视度数和改善视觉质量。

（5）飞秒激光（LASIK）：LASIK 是目前最常见的近视眼激光手术方法，结合了飞秒激光和准分子激光技术。在 LASIK 手术中，飞秒激光器用于创建一个薄的角膜瓣，然后准分子激光器用于对角膜进行切削和矫正。LASIK 手术具有快速恢复时间和较高成功率的优势。

（6）全飞秒激光：全飞秒激光是在 LASIK 基础上进一步发展的技术，使用飞秒激光器完成整个手术过程，包括创建角膜瓣和进行角膜切削。全飞秒激光手术具有更高精确性和更少副作用。

（7）FLEX：FLEX 是一种已经淘汰手术方法，通过创建一个较大角膜切口来进行近视矫正。由于大切口的缘故，FLEX 手术的恢复时间较长，并且可能出现一些并发症。

（8）微创 SMILE：微创 SMILE 是一种较新的近视眼激光手术方法，采用小切口进行手术。SMILE 手术通过在角膜内部创建一个小的切口，将角膜内部的组织抽取出来，从而进行近视矫正。微创 SMILE 手术具有较快的恢复时间和较少的并发症。

总之，近视眼激光手术的发展经历了不断地改进和创新，旨在提供更准确、安全和快速的近视矫正方法。选择合适的手术方法应根据个体情况和医生建议进行。

第二章 辐射对眼睛的作用

第一节 电离辐射对眼睛的作用与眼睛防护

人们在日常生活中都会接触到来自于自然和人为来源的辐射。自然辐射源包含多种途径，例如存在于土壤、水和空气中的 60 多种自然放射性物质。氡气是一种自然产生的气体，其来源于岩石和土壤的自然衰变过程，是人们接触的自然辐射的主要来源。人们每天会通过呼吸、食物和水摄入各类放射性核素。例如氡气是由镭衰变过程产生，是自然界中唯一具有放射性的稀有气体，无色、无味。氡在空气中衰变的产物被称为氡子体，这是一种金属离子。在常温下，氡子体在空气中会形成放射性气溶胶，这些微粒可以被人体呼吸系统吸收，并在肺部累积，从而有可能诱发肺癌。

人们同样会接触到来自宇宙的自然辐射，尤其是在海拔较高地区。平均而言一个人每年接触到背景辐射剂量中，大约 80% 来源于自然和宇宙辐射。背景辐射水平会随地质条件变化而变化，在某些地区人们可能会接触到超过全球平均水平 200 倍的辐射水平。

具有医学意义的电离辐射有 α 射线、β 射线、质子射线、中子射线、X 射线和 γ 射线。α 粒子、β 粒子、质子可以直接致电离，而 X 射线、γ 射线、中子造成间接致电离。

一、电离辐射接触机会

人们的确可能会接触到由人类活动产生的辐射，其中包括核能发电以及医疗放射诊断或治疗等应用。当今，最常见的人为产生电离辐射源包括核燃料和反应堆的生产、使用和研究部门；放射性核素及其制剂的生产、加工和使用部门；以及应用于核医学诊断和治疗的放射性试剂和设备，例如 γ 射线治疗机、探伤机、辐照装置以及各类应用封闭源的自动化仪表，如厚度计和液位计等，如图 2.1。

人类对核能的利用包括核军用、核民用和核医用。人们需要了解自身可能接触到的辐射来源，并采取适当的防护措施来最大限度地降低辐射对人体潜在影响。同时，规范和监督放射性材料和设备的使用也是保障公众安全的重要措施。

人类历史上的核爆炸及核事故无疑为我们的世界带来了深刻的影响。以下是对这些事件的描述：

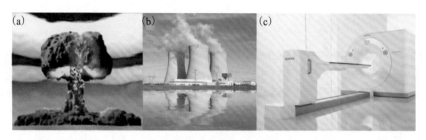

图2.1　根据核辐射的应用场景分为：军事核—原子弹（a）、民用核—核电厂（b）和医用核—PET CT肿瘤诊断（c）

（1）1945年，美国在二战末期对日本广岛和长崎投下了原子弹，以迫使日本无条件投降。这是历史上首次（也是至今为止唯一的两次）在战争中使用原子弹。这两起核爆炸对当地人民造成了巨大破坏和深远影响，同时也引发了全球关于核能的广泛讨论和反思。

（2）1986年，苏联乌克兰的切尔诺贝利核电站发生了严重核反应堆事故。这次事故导致大量放射性物质释放到环境中，影响范围遍及欧洲大部分地区。切尔诺贝利核灾是迄今为止最严重的商用核电站事故，对环境和人类健康产生了长期影响。

（3）1999年，日本东海村的久之浜核设施发生了致命的临界事故。这次事故在运行中的核设施中发生，导致工作人员暴露在致命的辐射下，同时释放出一定量的放射性物质。

（4）2011年，日本福岛第一核电站因发生大规模海啸而导致严重的核泄漏事故。这是继切尔诺贝利事故之后的又一重大核电站事故，大量放射性物质释放至环境，引发全球广泛关注和警觉。

（5）2017年，俄罗斯放射性物质泄漏事件，俄罗斯乌拉尔山区的一家核设施据报道泄露了大量放射性碲–106，虽然该事件没有直接伤害到人类，但是在欧洲广泛地区内检测到了放射性物质。

（6）2019年，俄罗斯"天堂之环"核动力巡航导弹试验失败，在一个试验过程中，导致至少5名科学家丧生，并使附近区域的辐射浓度上升。

以上事件都强烈地表明了核能的使用需要极度谨慎，因为任何失误都可能导致严重的环境和健康影响。同时，这些事件也强调了制定严格的核安全规定和监管措施的重要性。

二、电离辐射的生物学效应及旁效应

（一）电离辐射的生物学效应

1895年伦琴发现了X射线，第2年就有96例X射线机研制和操作人员手部皮肤烧伤的文献报道。随后有人报道了 X 射线引起慢性皮肤溃疡并继而诱发皮肤癌。

1911 年出现了电离辐射引起白血病的报道。据报道这些人员，徒手操作 X 射线机，没有采取相应的防护措施。天然放射性核素 – 镭的发现者居里夫人由于长期从事镭和其他放射性物质的研究工作，受到了过量电离辐射照射，双眼几乎失明，晚年因恶性贫血去世。

19 世纪初，放射性核素镭被用于夜光表发光涂料，描绘表盘的女工习惯用唇舌舔笔尖，于是将镭摄入到体内，十余年后她们中不少人患上贫血和骨肉瘤。在铀矿和一些有色金属矿井下作业的矿工由于吸入较高浓度氡和氡子体，其肺癌的发病率明显增高。

1945 年美国在日本广岛和长崎投放了两枚原子弹，除因复合伤、急性放射病死亡者外，所有原子弹爆炸幸存者受到严密的医学观察。第 2 年这些幸存者开始出现白血病，第 3 年白血病发病率开始增高。第 6 年即 1951 年，广岛和长崎原子弹爆炸幸存者白血病发病率达高峰期，比预期值高 11 倍。此后，胃癌、肝癌、肺癌等各种实体瘤的发病率在日本原子弹爆炸幸存者中也明显增高。

可见从发现和利用放射性起人们就开始对辐射效应进行观察和研究，并逐步认识到电离辐射产生的生物效应是多方面的，严重危害身体健康。1955 年联合国大会还专门成立了联合国原子辐射效应科学委员会（United Nations Scientific Committee on the Effect Ofatomic Radiation, UNSCEAR），每年召集世界前沿专家对辐射照射的生物效应研究成果进行综述和评估，这些研究涉及分子、亚细胞、细胞、组织器官、整体和群体水平，并定期向联合国大会提交详细报告。

人们对电离辐射生物效应的了解比对其他有害于健康的化学和物理因素生物效应了解更为深刻。为国际放射防护委员会（ICRP）推荐辐射防护建议书和国际原子能机构（IAEA）制定辐射防护基本标准提供了理论依据，为指导辐射防护实践和保障人员健康，促进核能利用和发展，造福人类方面发挥了重要作用。

电离辐射作用于生物机体后，将其能量传递给机体分子、细胞、组织和器官所引起形态和功能的变化和反应，称为电离辐射的生物学效应。

电离辐射的生物学效应分为原发作用和继发作用，而原发作用又包括直接作用和间接作用。电离辐射的生物学效应由性质不同而又相互联系的物理、物理 – 化学、化学和生物学阶段构成。

1. 原发作用

电离辐射作用下，造成机体的生物大分子、组织细胞微结构损伤。经历了物理、物理 – 化学、化学 3 个阶段，如图 2.2。这 3 个阶段的作用时间都非常短，物理阶段 $<10^{-16}$ s，物理 – 化学阶段 $<10^{-12}$ s，化学阶段 $<10^{3}$ s。

（1）直接作用：电离辐射直接作用于大分子，如脱氧核糖核酸、核蛋白及酶类，使其发生电离、激发或化学键断裂，引起分子变性和结构破坏，其对应的是物理阶段。

（2）间接作用：电离辐射作用于人体的水分子，发生电离或激发，产生大量具有强氧化作用的自由基，这些自由基再同细胞内有机化合物相互作用，引起变性，继而在体内产生一系列生物学效应。间接作用同时包含了物理、物理－化学、化学3个阶段。

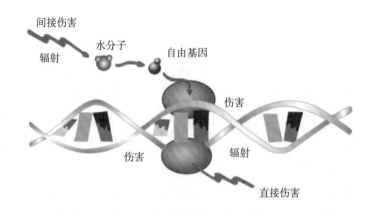

图2.2 电离损伤原理

2. 继发作用

在一系列原发作用的基础上，染色体发生畸变、基因移位或脱失而致细胞核分裂受到抑制，从而产生病理性核分裂等；酶系统对射线极为敏感，造成酶失去活性等一系列病理变化。继发作用对应的是生物学阶段。其时间跨度很长，可以从数小时到几十年，原发作用和继发作用无明确划分界限，如表2.1所示。

表2.1 电离辐射作用时间表

阶段	时间	发生进程
物理阶段	极短时间 $10^{-15} \sim 10^{-12}$ s	·电离辐射（α粒子、β粒子、γ射线或X射线）与物质相互作用 ·辐射能量被物质吸收，将电子从原子或分子中打出 ·形成离子对或激发状态的分子
化学阶段	相对较长 毫秒到秒	·物理阶段后，生成的离子和激发状态的分子开始进行化学反应 ·这些反应产生高活性的自由基（带有未配对电子的分子） ·自由基攻击和损坏生物分子（DNA、蛋白质和脂质），改变化学性质
生物学阶段	分钟到数年	·自由基对DNA攻击导致单链或双链断裂，或是基因突变 ·DNA损伤会影响细胞的正常生理功能，导致细胞死亡或者癌变 ·因细胞信号传导改变而导致细胞的生长异常或者凋亡 ·辐射影响到组织、器官乃至整个生物功能，辐射病或者癌症等疾病

在遭受电离辐射后，生物体细胞和组织会尽力进行代偿、修复和再生。细胞和组织自

我修复机制可以减轻辐射对生物体影响，并有助于康复。然而，当辐射剂量过高或辐射损伤超出自我修复能力时，生物体机体损伤可能会无法逆转，甚至导致死亡。

（二）电离辐射的旁效应（Bystander）

辐射可以直接损伤受照射的细胞，同时还可以通过照射细胞产生一些信号或分泌一些物质，使未照射到的细胞产生同样损伤效应。

三、电离辐射生物学效应的分类

人体在受到辐射照射后可能产生各种不同的生物学效应，可以按照效应对象、效应时间和效应规律对其进行分类。

1. 根据效应作用的对象可分为躯体效应（Somatic Effect）和遗传效应（Genetic Effect）；辐射根据效应对象分类如图 2.3。

躯体效应是指损伤显现在受照者身上的生物效应。

遗传效应是指因生殖细胞受照后产生突变而显现在受照者后代身上的生物效应。当生殖细胞受照时，细胞中基因或染色体会发生变异，其中包括基因突变、染色体变形或染色体数量改变，因而导致遗传疾病发生率增高，对受照者的后代造成不利的影响。

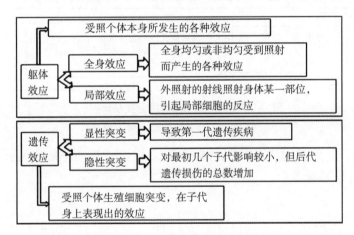

图 2.3 辐射根据效应对象分类

2. 根据效应出现的时间可分为近期效应（Short-term Effect）和远期效应（Long-term Effect），如图 2.4。

（1）近期效应（Short-term Effect）

近期效应根据效应发生的缓、急又分为慢性和急性效应。慢性效应（Chronic Effect）包括慢性放射病和慢性放射性皮肤损伤；急性效应（Acute Effect）是指急性放射病等近期效应。主要包括：

细胞杀伤：电离辐射可以直接破坏细胞的 DNA 结构，导致细胞死亡。

组织炎症：电离辐射对组织产生炎症反应，导致肿胀、红斑和疼痛等炎症症状。

急性放射病：高剂量的电离辐射短时间内作用于生物体，可引起急性放射病，表现为恶心、呕吐、腹泻、头痛、发热、血液循环障碍等症状。

（2）远期效应（Long-term Effect）

远期效应是指发生在受照射后数年以上的生物效应，如辐射遗传效应等。主要包括：

癌症：电离辐射对细胞的DNA造成永久性损伤，可能导致细胞突变和癌症的发生。

遗传影响：电离辐射可以影响生殖细胞的DNA，导致基因突变传递给后代，可能引起遗传性疾病。

长期器官功能障碍：电离辐射对某些器官如甲状腺、肺部、心脏等的细胞造成损伤，可能导致长期的器官功能障碍。

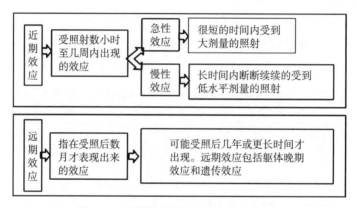

图2.4　辐射根据效应时间分类及其损伤

3.根据效应发生规律可分为非随机效应（Non-stochastic Effect）和随机效应（Stochastic Effect），如图2.5。

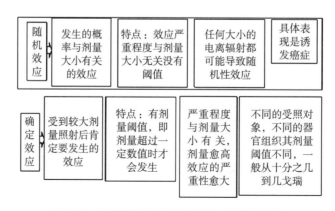

图2.5　辐射根据效应规律分类及其损伤阈值

（1）确定性效应（Non-stochastic Effect）

这类效应严重程度与剂量呈正比相关，并可能存在着剂量阈值，如急性放射性皮肤损伤和辐射致不孕症等。

当器官或组织中有足够多的细胞被杀死或不能正常地增殖时，就会出现临床上能观察到的、反映器官或组织功能丧失损害。在剂量比较小时，这种损伤不会发生，即发生概率为 0；当剂量达到某一水平（阈剂量）以上时，发生概率将迅速增加到 1（100%），如表2.2。在阈剂量以上，损害严重程度将随剂量的增加而增加，反映受损伤细胞越多，功能丧失就越严重。就这种效应发生来说，虽然单个细胞被辐射照射所杀死具有随机性质，但当有大量细胞被杀死时，效应发生就是必然。

表 2.2　不同组织损伤阈值

组织	确定性效应	照射方式	剂量阈值（Gy）
皮肤	脱毛、红斑	单次	6 ~ 8
	暂时性脱毛	单次	3 ~ 5
	永久性脱毛	单次	7
眼睛	晶状体浑浊（100% 发生）	单次	7.5
	白内障	单次	5
睾丸	暂时性不育	单次	0.15
	永久性不育	单次	3.5
卵巢	永久性绝经	单次	3.5 ~ 6
骨髓	白细胞暂时减少	单次	0.5
	致死性再生不良	单次	1.5

（2）随机效应（Stochastic Effect）

这类效应发生概率与受照射剂量成正比，而严重程度与剂量无关的辐射效应。在一定照射条件下，效应可能出现也可能不出现，而发生的概率则与剂量大小有关。一般认为它不存在剂量阈值，如辐射致遗传效应和辐射致癌效应。

如果受到照射的细胞不是被杀死而是仍然存活但发生了变化，则所产生的效应将与确定性效应有很大不同。这种随机性效应有两种类型：

一类是体细胞受到损伤而引起的。受到损伤的体细胞经过增殖所形成克隆，如果没有被身体防御机制所消除，则在经过一段相当长潜伏期以后，有可能发展成细胞增殖失控的恶性状态，通称为癌。辐射致癌是辐射引起的最主要晚期效应。不同组织和器官对辐射致癌的敏感性是不同的，辐射敏感性还与年龄、性别等因素有关。

另一类则是由于性腺受到照射而损伤其中生殖细胞而引起的。生殖细胞具有将遗传信息传递给后代的功能，当损伤（突变和染色体畸变）发生后，就有可能将错误的遗传信息传递下去，而使受照射者后代发生严重程度不等的各种类型遗传病，重者如严重智力迟钝和死亡，轻者如皮肤斑点。

低水平照射兴奋效应是指一定低水平照射对生物生命活动产生辐射兴奋效应，分为低剂量和低剂量率照射。

低剂量照射通常指的是辐射剂量较低的情况，其中剂量可以根据辐射类型和具体应用领域而有所不同。在放射生物学中，低剂量照射通常定义为 <0.2 Gy 的低线性能量传递（Linear Energy Transfer，LET）辐射，或者 <0.05 Gy 的高 LET 辐射。LET 是用于描述辐射能量转移速率的物理量，它表示辐射粒子在穿过物质时将能量转移给物质的快慢程度。

此外，低剂量率照射是指辐射以较低的速率传递给生物体的情况。一般而言，<0.05 mGy/min 的照射速率被认为是低剂量率照射。剂量率表示单位时间内辐射剂量的传递速率。曾报告低辐射水平兴奋效应，增进动物生长与发育、改善伤口愈合、延长寿命、改善幼体存活率、增强对感染抵抗力、降低致癌概率。进一步研究其作用机制方面为免疫兴奋效应、DNA 修复兴奋效应、诱导自由基、活性氧清除。

但是，美国科学院研究小组否认了一些科学家声称的小剂量辐射无害、甚至可能还有益的观点。他们认为任何剂量的辐射，无论它有多低，都存在致癌风险。在累积接受辐射剂量达到 100 mSv 人中，1% 的人会患有实体癌或白血病。

辐射生物学效应是一个复杂问题，低剂量辐射兴奋效应还有很多亟待解决的问题，与传统随机效应理论也相矛盾，还有待进一步探索和验证。

四、电离辐射生物学效应的影响因素

1. 与辐射有关的因素

辐射剂量和剂量率是影响辐射生物学效应的最直接因素。一般而言，辐射剂量和剂量率越大，辐射引起的生物效应越严重。这是因为辐射能量的增加会导致更多的 DNA 损伤和细胞功能紊乱，从而增加生物体的风险。高剂量和高剂量率照射会导致明显的细胞损伤、组织损伤和生物效应。此外，受照射面积也会影响辐射生物效应，当照射面积更大时，辐射能量与组织作用范围更大，导致更多的细胞受到辐射，造成的生物效应会更为明显。

（1）射线种类和能量

X 射线和 γ 射线穿透力强，造成皮肤和深部组织或器官损伤，绝大多数放射事故导致的放射损伤是 γ 射线照射引起的。α 射线、β 射线穿透能力较弱，是内照射的主要射线种类。中子射线不带电荷穿透力很强，可引起严重的生物效应。生物效应作用比较：α 射线

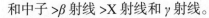

和中子 $>\beta$ 射线 $>$X 射线和 γ 射线。

（2）照射方式

辐射对人体照射方式分为外照射和内照射两种。外照射是体外辐射源对人体造成的照射，而内照射是指进入人体内部的放射性核素对人体造成的照射。对于以上两种照射方式，有两种不同的防护方法。

外照射防护目的是控制辐射对人体的照射量，使之保持在尽可能低水平，外照射剂量是辐射防护和屏蔽的基础。就外照射防护而言，要尽可能地降低辐射源强度；在辐射源强度不能再降低的情况下，采用下述方法的一种或几种方法联合使用来达到外照射时防护目的：缩短受照时间；增大与辐射源距离；在人与辐射源之间增加屏蔽体。

内照射防护是放射性废物向环境中排放和放射性物质泄漏事故，可能是导致放射性物质进入人体的机会。在反应堆厂房中，即使没有放射性物质向外扩散和泄漏，也会因强照射使空气的成分和空气中的尘埃活化，同样存在对人体产生内照射的可能。

就内照射防护而言最根本防护原则是尽量减少放射性物质进入体内的机会。制订合理的管理制度、通风、密闭存放和操作及个人防护等，都是从这一基本原则出发的。内照射防护的一般措施为：包容、隔离、净化、稀释。

（3）照射剂量和剂量率

根据受照射水平和时间的不同可将各种照射划分为两种类型。第一类是连续或分散的低剂量率、低剂量水平下照射；第二类是中等或高剂量率、大剂量水平下短时间照射。照射剂量和剂量率越大，生物效应越显著，在一定剂量范围内照射剂量与生物学效应呈线性关系。

辐射吸收剂量是电离辐射与物质相互作用时，用来表示单位质量受照物质吸收电离辐射能量大小的物理量。吸收剂量是指单位质量的组织或器官吸收辐射能量大小，吸收剂量的单位为戈瑞（Gy），1 Gy 相当于辐射到每千克质量组织或器官的能量为 1 焦耳（J），即 1 Gy=1 J/kg。

剂量当量（西弗，Sv）是组织或器官接收的平均吸收剂量乘以辐射权重因子后的乘积，是衡量辐射对生物组织的伤害。1 Sv=1 Gy × 生物组织加权，其中生殖腺体加权值为 0.2、大腿为 0.01、全身为 0.05。

2. 与机体有关的因素

个体辐射敏感性与年龄、性别、生理和健康状况等因素有关。此外，人体各种组织的放射敏感性也不相同，如淋巴组织、胸腺、骨髓、胃肠上皮、性腺、胚胎组织最为敏感。因而人体在接受中等剂量（>1 Gy）照射后，可能在几小时后就出现恶心、呕吐，也可能引起白细胞减少、血小板下降等。

（1）受照部位和放射敏感性

全身照射效应大于局部照射，照射面积越大效应越显著。受照部位不同，损伤严重程度也不同。放射敏感性是指细胞、组织、器官、机体或任何有生命物质对辐射损伤作用的相对敏感程度。相同的剂量和剂量率照射，严重程度腹部 > 盆腔 > 头部 > 胸部 > 四肢；敏感性与年龄的关系：胎儿 > 幼年 > 少年 > 青年 > 成年。

（2）人体器官和组织对放射性的敏感性

人体器官和组织对放射性的敏感性可根据其对辐射的反应程度进行分类。以下是一般情况下，常见器官和组织的敏感性分类：

①高度敏感组织

骨髓：骨髓对辐射非常敏感，因为它是血液细胞生成的主要场所。辐射对骨髓的损害可能导致造血功能受损，导致贫血、感染和出血等问题。

生殖细胞：生殖细胞也是高度敏感的，辐射对生殖细胞的损害可能对生育能力产生不良影响。

②中度敏感组织

甲状腺：甲状腺对放射性碘敏感，因为它吸收碘并参与甲状腺激素的合成。辐射对甲状腺可能导致功能异常和结节形成。

胃肠道：胃肠道对辐射也有一定的敏感性，辐射对胃肠道黏膜的损害可能导致消化道症状，如恶心、呕吐、腹泻和溃疡。

③轻度敏感组织

肺部：肺部对辐射的敏感性相对较低，但辐射暴露仍可能引发肺部疾病，如肺纤维化和肺癌。

肾脏：肾脏对辐射的敏感性较低，但辐射暴露可能对肾功能产生一定影响。

④不敏感组织

中枢神经系统：相对而言，中枢神经系统对辐射的敏感性较低，但在高剂量辐射或直接损伤情况下，可能对神经组织产生影响。

骨骼：骨骼相对不太敏感，但在长期高剂量辐射下，可能引发骨髓抑制和骨髓纤维化。

需要注意的是，敏感性分类并非绝对，因为个体差异、辐射剂量和剂量率等因素会对敏感性产生影响。

（3）机体内环境

环境因素可以对辐射生物学效应产生影响。以下是一些相关的因素：

①温度：低温环境下，辐射对生物体的损害可能会减轻。这是因为低温可以减缓代谢和生物化学反应速率，从而降低辐射引起的细胞损伤。

②氧气供应：缺氧环境下，辐射对生物体的影响可能会减轻。氧气是细胞代谢和修

复过程中的关键因素，缺氧可以减少细胞对辐射的敏感性。

③年龄：不同年龄段的个体对辐射的敏感性可能有所不同。儿童和胎儿相对于成年人更加敏感，因为他们的组织和器官仍处于发育阶段。

④性别：性别也可能对辐射的生物效应产生影响。一些研究表明，雌性个体相对于雄性个体对某些辐射效应更敏感。

⑤健康状况：个体的健康状况可能影响其对辐射的应对能力和恢复能力。有些疾病或病理状态可能使个体更加容易受到辐射的损害。

⑥营养状况：适当的营养状况有助于维持身体功能和修复机制，从而可能减轻辐射对生物体的影响。

⑦精神状态：精神状态对辐射生物学效应也可能有影响。应激、焦虑和情绪问题可能影响身体对辐射的应对能力。

3. 与介质有关因素

临床肿瘤治疗应用的理想辐射增敏剂应具有在治疗剂量下增强肿瘤细胞对放射治疗敏感性的同时，既对正常组织细胞无毒或低毒，又不会明显增加正常组织对放射的敏感性。因此，辐射是一把双刃剑，既要做好防护避免对人体损伤，也能合理利用其放射特性杀死癌变组织。

辐射防护剂能有效降低电磁辐射、消除静电的绿色环保产品。辐射增敏剂是为增强射线对病灶细胞的杀伤效应，提高病灶控制率和治愈率，应用一些药物或物理等方法来提高病灶细胞对射线敏感性的过程。

电离辐射损伤效应分类总结如表 2.3 所示。

表 2.3 电离辐射损伤效应分类总结

类型	空间特点	时间和规律	近期效应	远期效应	确定效应	随机效应
局部损伤	影响身体的一部分或某个器官	立即出现可能延迟出现	皮肤灼伤、局部性脱发、感染等	皮肤癌、器官功能衰退等	辐射性烧伤	皮肤癌
全身损伤	影响整个身体，可能涉及多个器官	立即出现随时间加剧	恶心、呕吐、疲劳、低血压等	免疫系统压抑、白血病、多个器官系统疾病等	急性辐射病	白血病
遗传损伤	影响后代，不论辐射暴露在父母的哪个阶段	延迟出现在几代人后	无	先天性缺陷、遗传疾病、癌症等	否	遗传疾病

五、电离辐射对眼睛的影响

1. 辐射性白内障

辐射性白内障是一种由于高剂量电离辐射暴露而引起的眼部疾病，例如人眼晶状体一次吸收 2 Gy（J/kg）以上 X 射线或 γ 射线照射，在 3 周以后就可能出现晶状体混浊，形成白内障。

辐射性白内障的主要特征是晶状体的损伤和混浊。晶状体是眼睛内的透明组织，负责聚焦光线到视网膜上。当晶状体受到电离辐射的损伤时，其细胞结构和功能受到破坏，导致晶状体浑浊，从而影响视力。辐射性白内障是一种晚期效应通常在暴露后几个月到几年内发展，包括视力模糊、散光、对光敏感、眼部疼痛和眼红等。这些症状的严重程度取决于辐射剂量和暴露时间。

治疗辐射性白内障方法包括眼药水和眼药膏以缓解症状，但无法逆转晶状体的混浊。在严重病例中，可能需要将晶状体摘除并植入人工晶状体来恢复视力。预防辐射性白内障最佳方法是使用适当辐射防护措施，如穿戴防护眼镜和正确使用辐射屏蔽设备减少眼部的辐射暴露。

重要的是要遵循辐射安全标准和指南，并确保在辐射环境中工作或接受医学放射治疗时采取适当的防护措施，以减少患上辐射性白内障的风险。

2. 核爆炸、核能生产产生放射性物质对眼的伤害

（1）冲击损伤

抛掷或飞射的玻璃片、砖瓦等异物造成角膜、结膜撕裂伤甚至穿通伤，重者眼球破裂；动压或超压造成眼内压增高，发生顿挫伤、挤压伤。

（2）放射性损伤

中度放射病剂量照射数月或数年后，造成角膜脓性溃疡、晶状体不全混浊至全部混浊、前房积脓。大剂量照射后，造成视网膜充血、水肿，甚至出血，出血流入玻璃体造成浑浊，形成脉络膜损伤。视网膜中央动脉舒张压急剧降低，可持续 $2 \sim 3$ 周。

第二节　非电离辐射对眼睛的作用

眼睛是人类感知世界的窗口，也是一种容易受到环境辐射影响的敏感器官。除了电离辐射（如 X 射线和 γ 射线）外，非电离辐射也对眼睛可能产生一定的影响。非电离辐射是指没有足够能量将电子从原子或分子中剥离的辐射形式，包括可见光、红外线、紫外线和微波等。

这些非电离辐射在日常生活中普遍存在，我们在与它们接触时需要注意它们对眼睛的潜在影响。不同类型的非电离辐射对眼睛的作用和影响是不同的，这取决于辐射的类型、剂量和暴露时间等因素。

紫外线（深紫外 EUV 除外）辐射可能是最为人熟知的一种非电离辐射。太阳紫外线（UV）是一种常见的紫外线源，长期暴露于它可能导致日光性角膜炎和白内障等眼部问题。红外线辐射通常与热能相关，例如在高温工作环境或使用热能设备时可能接触

到。适度的红外线辐射一般对眼睛没有明显损伤，但高强度或长时间的暴露可能引起眼睛不适和疲劳。微波辐射则与高频无线电波相关，尽管目前尚无足够科学证据表明常见的微波辐射水平会对眼睛造成明显损伤，但在极端情况下可能引发眼睛热损伤。

因此，了解不同非电离辐射类型对眼睛的作用和潜在风险非常重要。采取适当的防护措施，如佩戴太阳镜、使用适当的眼部防护设备，以及避免长时间暴露于强烈光线下，可以帮助减少眼睛受到非电离辐射的损害。

专业术语：

– 辐射暴露（Radiant Exposure）是指被辐射的物体单位面接收到的能量。单位：焦耳／平方米（J/m^2）；毫焦耳／平方厘米（mJ/cm^2）。

– 光谱辐照度（Spectral Irradiance）是指某一小波段内单位波长的辐照度。单位：瓦／立方米（W/m^3）；瓦／平方米／纳米（W/m^2/nm）。

一、紫外线（Ultraviolet Light）

1801 年德国物理学家里特在日光光谱紫端外侧一段发现含有溴化银的照相底片感光，于是证明了紫外线的存在。紫外线（深紫外除外）为非电离辐射中频率（或能量）最高的电磁辐射，光化学性紫外线是指能产生化学反应的紫外线，通常为波长小于320 nm 的紫外线。

（一）接触机会

天然紫外线：太阳辐射是紫外线的最大天然源。

人造紫外线：凡物体温度达到 1200 ℃以上时，辐射光谱中即可出现紫外线，如图2.6。随着温度升高，紫外线波长变短，强度增大。

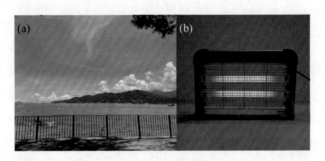

图 2.6　紫外线分类：a. 晴朗的天空中存在大量天然紫外线。b. 人造紫外线灯用来消毒

1. 太阳辐射

太阳可以辐射从 γ 到远红外电磁波，由于地球上层臭氧层的存在，臭氧层对波长小于 290 nm 的电磁波强烈吸收和散射，只有极少的一部分能够到达地面，如图 2.7 所示。

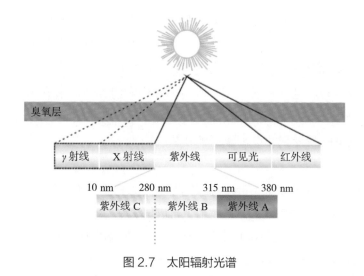

图 2.7　太阳辐射光谱

（1）波长范围

紫外线为非电离辐射中频率（或能量）最高的电磁辐射，对人眼及身体组织伤害最大。根据紫外光波长的不同，又可将紫外光细分为近紫外、中紫外、远紫外和深紫外四个类型。

其中，近紫外 UVA 波长范围为 315～380 nm，可穿透空气、石英玻璃、普通玻璃和水；中紫外 UVB 波长范围为 280～315 nm，可穿透空气和石英玻璃，不能穿透普通玻璃；远紫外 UVC 波长范围为 100～280 nm，穿透介质能力极低，被大气臭氧层强烈吸收，几乎不能到达地面。极紫外 EUV 波长范围 10～100 nm，利用其制造的光刻机将原来光刻使用的紫外线波长 193 nm 缩短到 13.5 nm，可以生产出更小、更快捷、更强大的芯片。

值得注意的是当臭氧减少 10% 时，将使波长小于 300 nm 的紫外线到达地球的量增加一倍，但对于 UVA 波段的紫外线，并没有显著影响。因此，逐步淘汰消耗臭氧层物质的使用，不仅有助于为今世后代保护臭氧层，而且可为应对气候变化的全球努力做出重大贡献。此外，这一举措还通过限制有害紫外线辐射到达地表，保护人类健康和地球生态系统，见表 2.4。

表 2.4　3 种紫外线的特性

紫外线	UVA 315～380nm	UVB 280～315nm	UVC 100～280nm
安全	危险性较小	比 UVA 更危险，可引起 DNA 破坏	对皮肤和眼睛都很危险

紫外线	UVA 315～380nm	UVB 280～315nm	UVC 100～280nm
含量	大气吸收只有极少量的 UVA 可达地球	大气吸收只有极少量的 UVB 可达地球	大气的吸收无 UVC 可达地球；实际生活中电弧光可产生大量 UVC
人体影响	大气吸收只有极少量的 UVA 可达地球	UVB 比 UVA 穿透深度较浅，长期引起 DNA 损坏	—
医学影响	可导致皮肤的老化	可导致过敏和慢性	—

研究结果：

①人体模型做的紫外线剂量测定最大日照部位包括：足尖、肩膀和耳朵、后颈部、和接近鼻子、颧骨和下嘴唇区域。

② UVB 产生日晒灼伤有效性研究，上午 10 时到下午 2 时约占 60%，波长 300 nm 的紫外线在上午 9 时和下午 3 时的强度，相对于正午而言减低一个数量级。

③瑞典对不同环境下工人 UVB 年辐射曝光研究结果：室外约 6 kJ/m²，室内约 2 kJ/m²，室内外混合约 1 kJ/m²。

（2）眼组织对紫外线吸收和透过

①角膜对紫外光的吸收和透过。

紫外光波长越短，角膜透过率越低，吸收率越高，见表 2.5。290 nm 时仅有 2% 的紫外线可穿过角膜进入眼内，其余的 98% 一半被角膜上皮吸收，另一半被角膜基质吸收。如果波长继续降至 230 nm，几乎没有进入眼内。

表 2.5　不同波段角膜透过率

波长（nm）	370	330	305	300	290
角膜透过率（%）	90	80	50	25	2

②晶状体的吸收和透过，如图 2.8。

UVA 透过角膜但被晶体吸收一大部分，波长小于 295 nm 的 UVB 几乎被角膜吸收。波长为 295～315 nm 的大部分 UVB 被晶体吸收，波长大于 305 nm 的 UVB，只有少量可以到达视网膜。

2. 热发光光源

热发光光源是利用热能激发的光源，如白炽灯、弧光灯。冷光源是利用化学能、电能激发的光源，如萤火虫、霓虹灯。钨丝灯泡因为温度从不超过 3000 K，仅放射少量紫外线，同时玻璃封包进一步减少紫外线释放；高温白热光源如卤素灯辐射紫外线，如果以石英封包增加紫外线透射；氢氧焰和氧炔焰亦为产生紫外线的白热光源。

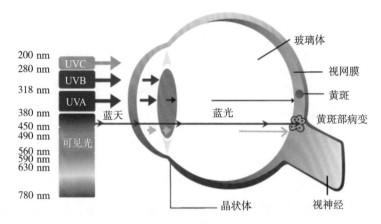

图2.8　不同波段紫外线的晶状体吸收及透过率

3. 水银灯（汞灯）

灯管用耐热玻璃制成，两端装有电极；制造时抽去空气，充入水银和少量氩气；通电后水银蒸发，受电子激发而发光。目前水银灯有低压、高压和超高压3种类型。

低压水银灯主要辐射出 253.7 nm 的强紫外光，主要用途为杀菌消毒；高压水银灯发光效率高，使用寿命长，主要辐射出 365 nm 的淡青色紫外光，近距离直视会导致紫外伤害，主要用途为固化或区域照明，如健身房和停车场。超高压水银灯是一种点光源，用于光学仪器。

典型的区域照明水银灯泡会有两层包封，内层包封的材质为石英，外层包封为紫外线的不透明物质如硼硅酸盐所制，倘若外层包封破裂而仍继续使用，但因为小于 350 nm 的紫外线相对含量增加，而造成健康危害。

4. 日光灯

日光灯是一种常见的人工光源，广泛应用于照明领域。传统的日光灯包含荧光灯管，其工作原理是通过电流激发荧光粉产生可见光。然而，除了可见光外，日光灯也会产生一定程度的紫外线辐射，主要包括 UVA、UVB 和 UVC 3 个波段。

在没有亚克力灯罩情况下，日光灯可以辐射出紫外线。然而，如果日光灯安装了亚克力灯罩，紫外线会被有效地阻挡。亚克力材料能够吸收和散射紫外线，从而保护人们免受紫外线的潜在危害。这在某些特定环境下是非常重要的，例如实验室、医疗设施和工业场所等。

5. LED灯

分为红外 LED 灯、普通 LED 灯（无紫外线）、紫外 LED 灯（杀菌、鉴别、验钞、医用治疗、紫外线固化）。LED 灯含有锑、砷、铬、铅及其他多种金属元素，部分 LED 灯的有毒元素含量超过监管部门制定的标准。低亮度红色 LED 灯中，其铅含量超标 8 倍，镍含量超标 2.5 倍。

6.其他

冶炼炉（高炉、平炉），炉温 1200～2000 ℃时，发出 320 nm 左右紫外线；电焊、气焊、电炉炼钢，温度在 3000 ℃时可产生小于 290 nm 紫外线；乙炔气焊、电焊，温度在 3200 ℃时，发出波长小于 230 nm 紫外线；探照灯、水银石英灯发射的紫外线波长为 220～240 nm；CRT 显示器由于电子束和黄磷涂装屏幕作用，计算机显示器辐射出低量的 UVA 和极少的 UVB。在距离屏幕 1 m 的 UVA 辐射照度小于 1.8（10^{-4} W/m^2，远小于由日光透过玻璃进入室内的量。

（二）紫外线和物质的作用机制

紫外线和生物体组织作用机制为热和光化学效应，这些机制涉及分子中色素基的非随机紫外线吸收。最重要的分子吸收结构为含非饱和的双键有机化合物，包括核酸和蛋白质，其他如酶素和荷尔蒙亦相当重要。

在任何光化学变化发生前，必有紫外线光的吸收。然后吸光分子被活化，产生热或产生相同或不同波长光辐射导致次级反应，造成原始分子结构的改变。

紫外线的生物效应，主要危害器官为皮肤、免疫系统和眼睛。生物效应和频率有密切关系。因此，通常使用影响生物效应最有效紫外线波长来描述生物效应作用波段，如皮肤为 297 nm、眼为 270～280 nm，如图 2.9。

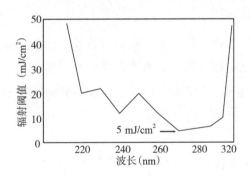

图 2.9　紫外线诱发灵长类眼角膜炎的主要作用波段，诱发眼角膜炎阈值

附：紫外线对皮肤的危害

表皮为皮肤阻隔光线的主要结构，表皮主要色素基包括：最外层角质层蛋白质氨基酸和最内层核酸。紫外线穿透组织深度和波长、色素沉积状况和组织厚度有关。

波长小于 297 nm 紫外线为表皮所吸收，波长大于 29 nm 紫外线可穿透至真皮。紫外线对不同肤色的人种穿透深度不同，白人 > 印地安人 > 黑人，穿透力和组织厚度成指数衰减，如图 2.10 所示。

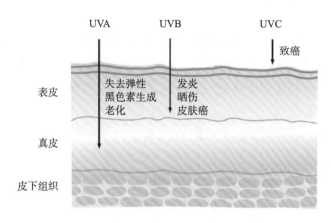

图 2.10　紫外光对皮肤的穿透性及其危害

（1）急性效应

皮肤发红是最常见的紫外线急性应激损伤，主要表现为血管舒张、血管渗透性增加、血流及细胞排出物增加，250 nm 紫外线产生最大效应，297 nm 次之。最低皮肤发红剂量（Minimal Erythema Dose, MED）是使皮肤产生发红现象所需的最低紫外线剂量。皮肤较黑的人有较高 MED，这是由于在紫外线曝光后表皮增厚和黑色素沉积，以增加皮肤保护。

（2）光敏感

光敏感是指在特定化学物质刺激下，皮肤对紫外线产生的非正常反应，通常发生在脸部、手臂和手。这些反应在本质上是由光毒性或光过敏物质导致的过敏炎症反应，其中常见光毒性物质有煤焦油、古龙水、口红、化妆品和防晒霜；光过敏物有水杨酰氨基苯、抗生素、六氯苯、化妆品和古龙水。

（3）慢性效应

日光累计照射可加速皮肤老化与癌变，使皮肤的生物学发生慢性损伤效应（光老化、光癌变和色素沉着等）。光老化和光致癌机制是通过紫外线照射产生活性氧和 DNA 损伤，以及由此引起的细胞损伤、炎症、免疫抑制、细胞外基质重塑及血管生成改变所致。

（三）紫外线对眼的影响

世界卫生组织早在 2014 年 12 月就发表了《紫外线辐射与人类健康》的文章，指出了紫外线对眼睛的危害。全世界大约有 1800 万人因白内障而失明，大约 5% 由紫外线辐射造成。眼睛对紫外线最为敏感，比皮肤更脆弱，病变初期没有明显症状，随时间累积呈现不可逆的病症。

1. 角膜炎和结膜炎

角膜炎和结膜炎最有效波长 270～280 nm，通常症状在过度曝光紫外线下 6～12 h 后发生，如图 2.11。主要症状为疼痛、睑痉挛、流泪、结膜充血、畏光、视力模糊和眼睛抓伤感。

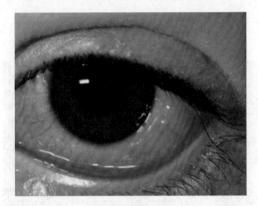

图 2.11　结膜炎

角膜、结膜组织细胞损害的主要表现：

①小剂量照射：早期变化为细胞核有丝分裂受到抑制。

②较大剂量照射：导致细胞核破裂，细胞核肿胀→染色质溶解→正常染色质凝集成块与核膜粘连→核膜破裂→染色质散布于胞质中→细胞体肿胀→坏死脱落。

③变性蛋白质嗜酸性染料导致细胞核与细胞质产生嗜伊红反应。

④角膜上皮与前弹力膜的组织黏附能力丧失→整个角膜上皮层脱落→留下基底细胞；角膜前弹力层及后弹力层一般无变化；结膜上皮细胞外层脱落→基底细胞退行性变性→多形核细胞和浆细胞浸润→上皮下结缔组织透明样变性。

（1）电光性眼炎

电光性眼炎是曝光于短波紫外线病症，是最常见的职业眼病。焊工直接曝光在电弧光下每天累计 15 min，即可发生病症。潜伏期最短半小时，最长不超过 24 h，一般为 6～12 h。与受照射剂量大小及时间的长短有关，通常会在下班后入睡前发作，急性症状持续 6～24 h，但几乎所有症状在 48 h 内消失。

轻症或早期患者，仅有眼部异物感或轻度不适。重症者有眼部烧灼感、剧痛、高度畏光、睑痉挛、流泪。面部及眼睑皮肤潮红，重者可见红斑；球结膜充血水肿角膜上皮点状或片状脱落，角膜知觉减退；多数有短期视力减退。长期重复的紫外线照射可造成慢性睑缘炎和结膜炎，使结膜失去弹性和光泽，色素增生。

（2）日光性眼炎

日光性眼炎主要发生在雪地行军，登山队员及沙漠、海面热带地区的工作人员身上，由于短波紫外光对眼的伤害，其症状与电光性眼炎很类似。一般在曝光 6 ~ 10 h 后出现并迅速加重，感觉异物刺痛感。随之而来的还有畏光、流泪等症状。

雪盲是一种日光性眼炎主要是紫外线对眼角膜和结膜上皮造成损害引起炎症，特点是眼睑红肿，结膜充血水肿，有剧烈异物感和疼痛，症状有怕光、流泪及睁不开眼，发病期间会有视物模糊情况，如图 2.12 所示。

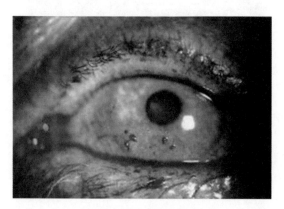

图 2.12　日光性眼炎

2. 诱发白内障

损伤晶状体的主要波长为 380 ~ 315 nm 的紫外线，最有效波长为 290 ~ 310 nm，在 300 nm 波段附近最强。我国专家分析 7 个乡村白内障的发生率，与地区纬度、海拔、阳光中紫外线含量有关，热带地区高于温带地区，紫外线辐射与白内障形成有密切关系。

3. 诱发翼状胬肉

紫外线照射是翼状胬肉形成的主要风险因素之一，是一种在角膜表面形成的三角形或翼状生长物，通常起源于结膜（角膜的外层组织），如图 2.13。长期暴露于紫外线下，特别是强烈的紫外线 B（UVB）辐射，可能导致角膜上皮干细胞变化。这些细胞开始过度增殖和迁移，形成翼状胬肉。翼状胬肉发展过程包括胬肉浸润和角膜受损，胬肉浸润角膜时，可能会破坏角膜弹力层。随着胬肉进一步增长和角膜弹力层的破坏，角膜弹性组织可能会发生变性，影响视觉质量和角膜的正常功能。

除紫外线照射外，其他风险因素如干燥环境、尘土暴露、外伤和遗传因素等也可能与翼状胬肉的形成相关。然而，紫外线仍然被认为是最主要的诱发因素之一。

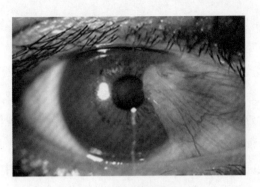

图 2.13 典型翼状胬肉症状

4. 诱发结膜、视网膜黄斑变性

（1）结膜黄斑变性，即艾伦 - 方丹病（Pinguecula）

结膜黄斑变性是一种常见的结膜疾病，通常出现在结膜与角膜交界处（即球结膜），呈现为黄色或白色的斑块，如图 2.14。结膜黄斑变性与年龄和长期的紫外线暴露有关。长期暴露于阳光下的紫外线辐射是结膜黄斑变性的主要风险因素。这种辐射可能引起结膜上皮细胞的退行性变化，导致结膜组织中的脂质物质沉积，形成黄色的斑块。

结膜黄斑变性通常是一种良性的病变，多数情况下不会引起明显的症状或视觉问题。然而，在某些情况下，结膜黄斑变性可能导致眼部干涩、异物感、充血和炎症等不适症状。预防结膜黄斑变性的关键是采取适当的防护措施来减少紫外线暴露。这包括佩戴紫外线防护太阳镜、宽边帽和遮阳帽，尤其是在阳光强烈的环境中。定期进行眼部检查以及保持良好的眼部卫生也是重要的。

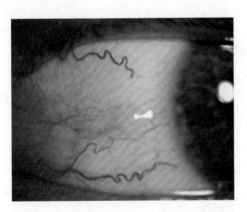

图 2.14 结膜黄斑变性——Pinguecula 病

（2）视网膜黄斑变性

视网膜黄斑变性（Age-related Macular Degeneration，AMD）是一种与视网膜黄斑

区域相关的退行性疾病，如图 2.15。紫外线辐射，尤其是 UVC 辐射，可能对视网膜色素上皮细胞产生有害影响，导致视网膜黄斑变性的发生和发展。

当视网膜色素上皮细胞长时间暴露于高剂量的 UVC 辐射下，这种辐射可以导致 DNA 断裂。DNA 断裂会引发细胞内产生自由基（活性氧分子），这些自由基会损伤细胞结构和功能。随着紫外线诱导的细胞损伤累积，可能会导致视网膜黄斑区域的细胞凋亡逐渐增加，最终引起细胞的程序性死亡。

视网膜黄斑变性是一种复杂的疾病，紫外线辐射仅仅是其中的一个潜在因素之一。其他因素，如遗传因素、年龄、炎症和氧化应激等，也可能与 AMD 的发生和发展相关。预防 AMD 的关键是采取适当的预防措施来减少紫外线暴露，并注意眼部健康。这包括佩戴紫外线防护太阳镜，特别是具有 UVA 和 UVB 防护功能的太阳镜。此外，定期进行眼部检查、保持健康的生活方式和饮食习惯也对维护视网膜健康至关重要。

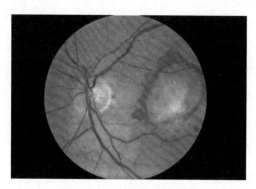

图 2.15　视网膜黄斑变性

5. 诱发眼部肿瘤

（1）眼球表面鳞状细胞肿瘤（图 2.16）

眼球表面鳞状细胞肿瘤，也被称为角膜鳞状细胞癌，是一种罕见但严重的眼部疾病。角膜鳞状细胞癌是一种恶性肿瘤，起源于角膜表面的鳞状上皮细胞，这种肿瘤通常与长期的紫外线暴露有关，特别是 UVB。

（2）眼球黑色素瘤（图 2.17）

紫外线被认为是导致眼球黑色素瘤的一个重要因素之一。长期暴露在紫外线下，特别是强烈的阳光暴晒，可能会对眼球的色素细胞产生损伤，增加黑色素瘤的风险。

眼球黑色素瘤是一种罕见但严重的眼部肿瘤，它可以在眼球的色素细胞中形成。这些色素细胞含有黑色素，负责给眼球的结构（如虹膜、巩膜等）赋予颜色。紫外线的辐射可以引起细胞 DNA 的损伤，从而导致细胞突变和不受控制的增长，最终形成黑色素瘤。

特别是 UVB 被认为对眼部组织具有更大的损伤力。长期暴露在强烈的紫外线下，如在户外工作、户外活动或未采取适当的眼部保护措施时，眼球接收到紫外线的累积损伤，可能会增加患黑色素瘤的风险。

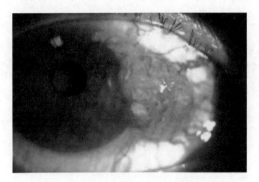

图 2.16　眼球表面鳞状细胞肿瘤

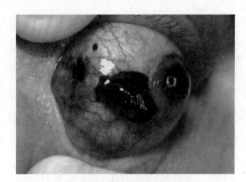

图 2.17　眼球黑色素瘤

（3）眼睑恶性肿瘤（图 2.18）

紫外线可以是导致眼睑恶性肿瘤的一个风险因素之一。长期暴露于紫外线下，特别是 UVB 和 UVC 可能会损害眼睛周围的皮肤组织，增加患上眼睑恶性肿瘤的风险。

眼睑恶性肿瘤是一种罕见但严重的疾病，它可以分为多种类型，包括基底细胞癌、鳞状细胞癌和黑色素瘤等。这些肿瘤通常起源于眼睑的皮肤细胞或眼睑周围的组织。

紫外线的作用是通过直接损害细胞的 DNA，引起细胞的异常增殖和突变。长期的紫外线照射会累积损伤，增加患眼睑恶性肿瘤的风险。

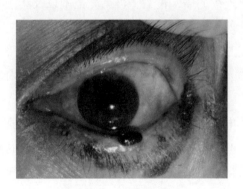

图 2.18　眼睑恶性肿瘤

（四）紫外线的辐照阈值

辐照量是指照射到面元 ΔS 上某点 Q 处辐射照度与照射时间的乘积，即 $I_\lambda = E_e t$。

相对光谱有效值（Ralative Spectral Effectiveness）为 270 nm 紫外光辐照量阈值与某波长紫外光辐照量阈值的比值，即 $\dfrac{I_{270}}{I_\lambda}$。

随着臭氧层破坏和接触人工紫外线曝光频率的增加，越来越多研究表明紫外线与许多眼科疾病存在关联性。一些眼科疾病如角膜炎、皮质性白内障、翼状胬肉和眼部恶性肿瘤等与紫外线曝光有关，这需要引起高度重视。其他眼部疾病如结膜黄斑、核性白内障、后囊下白内障和眼部黑色素瘤也与紫外线照射之间存在密切关系，需要进一步的研究加以证实。

在紫外线损伤防护方面，除了避免长时间暴露于阳光下，人们可以采取物理屏蔽措施，如佩戴帽子、紫外线防护眼镜、太阳镜或隐形眼镜等。然而，目前缺乏特异性的医学手段来预防和治疗紫外线损伤。因此，需要通过深入研究紫外线的生物效应，寻找新的防治靶点和技术，以改进紫外线损伤的防护措施。

二、可见光（Visible Light）

13世纪，罗杰·培根提出彩虹形成过程与光线透过玻璃或水晶的情况类似。17世纪，牛顿发现棱镜可以分解和重组白光，他把光谱分成红、橙、黄、绿、蓝、靛、紫。

可见光可以穿透地球大气层的大气窗，几乎可全部透过眼的屈光间质到达视网膜，这也是人眼可以辨识此波段的主要原因。人眼睛对不同颜色光的吸收也不同，如蓝绿光主要被神经上皮吸收；绿光主要被神经上皮和色素上皮吸收；黄光主要被色素上皮和脉络膜浅层吸收；红光可以到达眼底，主要引起热效应，同时热效应还能增强短波长光吸收。

（一）接触机会

太阳是地球上最主要的天然光源之一。太阳光通过大气层的散射和折射，最终到达地球表面。太阳光谱是一个连续的谱，覆盖了可见光范围以及其他电磁波段。太阳光的成分包括各种波长的光，从紫外线到红外线。

最常见的人工光源是白炽物体，尤其是白炽灯。白炽灯内部有一个钨丝，当通电时，钨丝加热发光。白炽灯的光谱也是连续的，但它在可见光范围内的能量较高，主要集中在暖白色光的区域。

除了白炽灯，气体放电管也是常见的人工光源之一。气体放电管通过在气体中施加电压来激发气体分子，从而产生可见光。不同气体放电管所发射的光谱是分立的，即只包含特定波长的光线。为了获得特定颜色的光，通常会结合不同的气体放电管和滤光片来制作单色光源。

另外，激光器也是一种重要的人工光源。激光器通过受激辐射产生高度聚焦、单色且相干性极高的光束。激光器的光谱非常窄，几乎是单一波长的光。由于激光器具有高亮度、定向性和纯净的光束特性，广泛应用于科学研究、医疗、通信、材料加工等领域。

总之，可见光的主要天然光源是太阳，而人工光源包括白炽物体、气体放电管和激光器。它们所发射的光谱特性各有不同，能够满足不同的照明和应用需求，如图2.19。

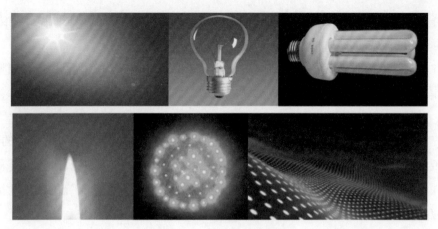

图 2.19　自然和人工光源

（二）可见光的生物学效应

可见光对人眼的作用方式可以分为直接作用和间接作用。

直接作用是指可见光直接作用于视细胞，引起视细胞的兴奋，从而产生视觉反应。视细胞是视网膜中的特殊感光细胞，包括锥细胞和杆细胞。当可见光进入眼睛并落在视网膜上时，它会与视细胞中的光敏色素发生相互作用，激活视细胞，并触发神经信号传递到大脑的视觉中枢。这个过程使我们能够感知和识别周围的物体、颜色和光的强弱等视觉信息。

然而，长时间暴露于强烈的可见光中，尤其是紫外线和蓝光成分较高的光线，可能对视网膜细胞造成伤害。这种伤害被称为光损伤，可能导致视网膜退化和视觉功能障碍。因此，保护眼睛免受过度暴露于强光的影响是非常重要的，如佩戴太阳镜或防护眼镜，避免长时间盯着强光源等。

可见光间接作用是指光通过视觉器官光受体细胞间接影响身体其他系统，产生神经或神经内分泌信号。视觉器官中光受体细胞包括视杆细胞和视锥细胞，它们具有感光的特性。当这些光受体细胞受到光刺激时，会触发一系列生理－生化反应，包括神经信号传递和释放神经递质等。这些信号可以影响身体其他系统功能，如调节生物钟、影响情绪和认知等。

1. 调节生物钟

褪黑素分泌具有昼夜节律。当夜幕降临时，光刺激减弱，这会导致松果体合成褪黑素的酶类活性增强。随着酶活性的增强，体内褪黑素的分泌水平相应增加，并在凌晨 2 ~ 3 时达到高峰。夜间褪黑素水平高低直接影响睡眠质量。

随着年龄增长松果体可能会逐渐萎缩并最终钙化，导致生物钟的节律性减弱或消失。特别是在 35 岁之后，人体内自身分泌的褪黑素明显下降，平均每 10 年降低 10% ~ 15%。

这种下降会导致睡眠紊乱以及一系列功能失调，而褪黑素水平降低和睡眠减少是人类脑衰老重要标志之一。

因此，通过从体外补充褪黑素，可以使体内褪黑素水平保持在年轻状态，调整和恢复昼夜节律。这不仅可以加深睡眠，提高睡眠质量，还可以改善整体身体机能状态，提高生活质量，并延缓衰老进程。

补充褪黑素有助于调节睡眠，特别是对于那些年龄增长或褪黑素分泌减少的人来说，具有重要益处。褪黑素的补充可以帮助恢复健康睡眠模式，缓解失眠问题，提升睡眠质量，增强身体自然防御机制，并改善身心健康。然而，对于褪黑素补充的具体剂量和使用方式，应该咨询医生或专业健康顾问的建议，以确保安全性和有效性。

2. 视网膜的光电转换

人之所以能看到东西，是因为光照射到物体，然后反射到眼睛形成的图像。光进入眼睛，经屈光系统到达视网膜成像，再经视网膜转化为电信号，传送到视神经中枢处理，才看到东西。这个过程就是光电转化过程，视网膜就是人体唯一光电转化装置。单个光子携带的能量激发一个视杆细胞兴奋，几个视杆细胞兴奋会引起视觉，而视网膜光电转换效率还与波长相关。明暗视觉转换效率分布见图 2.20 中的实线和虚线。曲线位置越高引起视觉需要的能量越少。

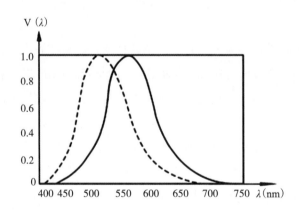

图 2.20　视网膜的光电转换率，实线和虚线分别为明暗视觉转换效率

3. 视网膜细胞的损坏

可见光如果强度适当，即可形成视觉又能促进视觉器官的发育。但是，如果可见光的强度过大，就会造成视网膜的光化学损伤、热凝固性损伤和机械损伤，损伤的主要部位是视网膜色素上皮细胞。高强度人工照射、高强光源仪器（如眼科的裂隙灯、检眼镜、手术显微镜等）的使用、激光检查治疗仪，都可对视网膜造成损伤。

（1）光化学损伤

光化学反应是分子吸收外来光子能量后激发的化学反应。短波长可见光单光子能量高于分子化学键键能（2～10 eV），可以破坏蛋白质和 DNA 等分子，造成伤害。波长较短紫蓝光，照射在视网膜上会产生自由基，对视网膜造成间接性的损伤。

400 nm 波长光的频率和光子能量：

$E=6.626 \times 10^{-34} \times 3 \times 10^{8}/400 \times 10^{-9}$

　$=4.417 \times 10^{-19}$ J

　$=3.102$（eV）

研究表明感光细胞中含有大量光敏物质，如核黄素、视紫质、维生素等，受到光子激发后产生自由基，其中尤以氢氧基团（OH–）为主对视网膜结构的不饱和脂肪酸聚合体的氧化损害最为严重。

典型病例：

①黄斑变性

后极部视网膜慢性光损伤是指视网膜后极部（也称为黄斑部）长期暴露于光线过强或有害的情况下，导致视网膜组织受损的状况。后极部是视网膜中一个重要的区域，包括黄斑和中央凹。黄斑是视网膜最重要的区域之一，含有高密度的视锥细胞，对细节视觉和颜色感知起关键作用。然而，黄斑区域的细胞对于过强的光线特别敏感，长期暴露于强光下容易引发损伤。

慢性光损伤主要原因是长时间接触强光，尤其是紫外线和蓝光成分较高的光线。这种光线可以导致视网膜组织发生氧化应激和炎症反应，引发细胞损伤和死亡。长期累积光损伤可能导致黄斑变性、色素上皮脱落和视网膜细胞功能减退等问题，最终影响视力和视觉功能。

预防后极部视网膜慢性光损伤的关键是避免长时间暴露于强光下，并采取适当的保护措施。这包括佩戴太阳镜或防护眼镜，选择具有紫外线和蓝光过滤功能的眼镜，减少对电子屏幕的长时间注视，并注意保持良好的照明环境。此外，均衡饮食、补充抗氧化剂和维生素等对视网膜健康也有积极的影响。

②日食性视网膜损伤

红外线或可见光通过晶状体聚焦于视网膜黄斑部，色素上皮吸收热能并造成光化学效应，使视网膜造成损伤。一般都在注视太阳 0.5~1 h 发生，看到的太阳从明亮的红球变为黑色，而带有一个粉红色晕轮。一些眼科诊察仪器，如间接检眼镜、手术显微镜，都有较强的光源，在长时间使用后也会产生类似的损伤。

1998 年 2 月 26 日，很多人奔赴委内瑞拉观赏 20 世纪末最后一次日全食。尽管当地政府大力宣传了"日食性视网膜损伤"的危害，并免费发放保护镜，但还是有 9000 多人发生了"日食性视网膜损伤"。

其主要症状为眼底充血，黄斑部视网膜颜色变暗、水肿，严重的周围出现黄白色不规则点、斑状硬性或软性渗出，同时中心凹反光暗淡甚至消失，视力、视野可能出现轻度改变，更甚者一段时间后会发生视网膜脱落或黄斑部囊性变性、破孔形成；水肿消退后留下黄白色萎缩斑及色素沉着，会导致视野缺损，视力下降，严重的视力只有0.05以下。

易患日食性视网膜损伤人群包括高度近视的患者、视网膜质量比较差（视网膜病变、视网膜破损、穿孔、老年性黄斑变性、糖尿病性眼底改变）、曾经眼球挫伤、眼睛健康状态差。

光损伤性视网膜损伤与光源强度和照射时间；光照的明暗周期、持续性或间断性；辐射光的种类和能量；组织吸收的情况；受伤者晶状体及眼的屈光状态；受伤者的营养状态；受伤者的年龄、性别及种族等因素有关。

③蓝光危害

2009年底发出橙色预警："蓝光辐射对人类的潜在隐性威胁将远远超过苏丹红、三聚氰胺、SARS（非典）、H1N1的破坏性，无形中吞噬人的双眼"。

蓝光是可见光的重要组成部分，波长范围400～500 nm，波长短，能量高。电脑显示器、电视机屏幕、节能灯、荧光灯、手机等，都会发出大量不规则频率的短波蓝光，穿透晶体，到达视网膜，如图2.21。

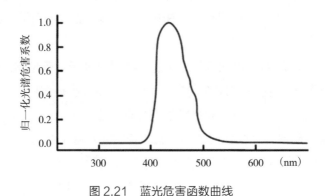

图2.21　蓝光危害函数曲线

对眼睛危害效应最大波长范围是435～440 nm之间的蓝光，而480～500 nm之间蓝光，对人体有益，有助于调整生物节律，改善睡眠、情绪、记忆力。长期短波蓝光照射，使视网膜产生自由基，造成视网膜色素上皮细胞衰亡，促使光敏细胞死亡，造成黄斑病变等多种眼科疾病，最终导致视力下降乃至丧失。

蓝光有益或有害应该看当时是否需要它，而不是简单的以一个数值为界限将其分为有益和有害。晚上睡觉时，不需要蓝光，因为此时蓝光会抑制下丘脑中的松果体分泌褪黑素，使精神亢奋，影响睡眠；工作学习时，需要适当的蓝光，以使精神处于兴奋状态，否则就会昏昏欲睡，无心工作。

　　减少蓝光损伤最有效方法是阻隔蓝光长时间照射。防蓝光镜片可有效隔离紫外线与辐射而且能够过滤蓝光，减轻蓝光对眼睛的刺激消除眼睛酸涩、发热或者疼痛等不适症状、缓解眼睛疲劳。另外，手机可将显示模式调整为护眼模式。

　　蓝光要先经过叶黄素的最高聚集区后，才能到达视网膜上的敏感细胞。所以可食用含叶黄素、复合维生素、玉米黄质的蔬菜，以增强眼睛抗氧化能力。另外，还可以摆放绿萝、吊兰、仙人掌等绿色植物，吸收辐射。

　　高龄者晶状体，核光密度高，可散射短波长的紫蓝光。如果晶状体发生白内障手术摘除后，视网膜受到的光辐射量就会增多，发生光损伤的危险性也增高。

　　合理利用蓝光，有助于：

　　a. 新生婴儿黄疸过多时，照射蓝光来帮助婴儿降低黄疸。

　　b. 痤疮杆菌的紫质吸收蓝光，破坏细菌达到治疗暗疮的效果。因此可用蓝光治疗青春痘，如粉刺、脓疱、发红丘疹。尤其适合不想吃口服药治痘的人。

　　c. 蓝光可静化舒缓肌肤。

　　d. 蓝光可提高对抗过敏的能力。

　　④自由基

　　自由基是指化合物的分子在光热等外界条件下，共价键发生均裂而形成具有不成对电子的原子或基团。自由基极易发生反应，机体氧化反应中产生的有害化合物，具有强氧化性，可损害机体组织和细胞，进而引起慢性疾病及衰老效应。

　　生命体内的自由基是与生俱来的，受控的自由基对人体有益，如传递维持生命活力能量、杀灭细菌和寄生虫、参与排除毒素等。人体中自由基超过一定的量，并失去控制时，会对生命体带来伤害，如图 2.22。

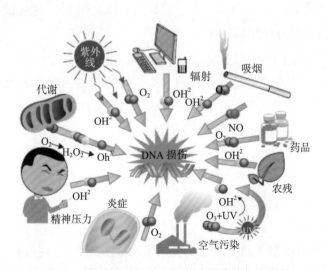

图 2.22　自由基存在于人们日常生活中的各个方面

（2）热凝固性损伤

高强度可见光照射在视网膜一段时间后，色素上皮吸收光的能量后温度升高，局部温度高出周围温度 3 ℃后，使得视网膜蛋白质变性和凝固，细胞凋亡。强氙灯、激光、核爆炸等引起的视网膜损伤主要属于热凝固性损伤。

（3）机械性损伤

脉冲式强光（激光）照射在视网膜上，产生冲击波，致使视网膜破损出血。其光压引起的机械性震荡波以及局部组织受热汽化产生冲击波，可使视网膜及其血管，甚至色素上皮层和脉络膜破裂，引起视网膜出血和穿孔，血液可流入玻璃体内。可使人暂时性视物不清，生理学上称作"闪光盲"，如飞机、坦克驾驶员因看不清方向而丧失战斗力。

（三）激光的生物效应

激光的能量和动量作用于生物分子，发生物理、化学以及生物反应，这就是激光的生物效应。学术界认识比较一致的激光生物效应有 5 类：激光生物热效应、激光生物光化效应、激光生物压力效应、激光生物电磁效应、激光生物刺激效应。

（1）激光生物热效应

任何生物组织吸收激光能量后，其震动和转动加剧，同时也加剧了受激分子和周围分子的碰撞，进而转化为热能，称为激光生物热效应。具体表现为生物组织汽化、热凝（视网膜焊接）、切割（如激光刀）、热敷（激光治疗关节炎）和热杀（激光治癌等）。

（2）激光生物光化效应

生物光化效应是指在激光作用下生物体所产生的生物化学反应，简称光化作用。原初光化反应处于基态分子吸收光子能量后跃迁到激发态，在其返回基态时，多余能量将消耗于自身化学键的断裂或形成新键上。继发光化反应 – 通常在原初光化反应过程中形成的产物，大多是中间产物（如自由基、离子或其他不稳定产物），这些极不稳定的产物继续进行化学反应，直至形成稳定的产物。

（3）激光生物压力效应

激光被吸收后，可在生物体内产生机械力，称为光压。激光的光致压力分为：一次压力指激光本身对生物组织产生的压力；二次压力指生物组织吸收光能引起组织热膨胀、超声波、内部汽化压、电致伸缩等次级压力。

（4）激光生物电磁效应

生物组织在激光束的作用下，使无极性生物分子发生极化，原来已经极化生物分子沿着电场方向旋转，从而引起微观结构变化。

（5）激光生物刺激效应

当用弱激光（直接照射时，不会对生物组织造成不可逆性损伤的激光）照射生物体时，激光成了刺激源。会产生消炎、止痒和扩散血管的作用。促进机体代谢、增殖、机能、激活机体的某些反射作用，从而改善正常组织或提高受伤组织的抵抗力、生命力和修复力。

三、红外线（Infrared Ray）

1800 年，英国物理学家赫歇尔将太阳光用三棱镜分离开。他在各种不同颜色的色带位置上放置温度计，为使观察更完全，又在红光和紫光的色带外，各挂了一支温度计，发现位于红光外侧的那支温度计升温最快，于是人类第一次发现肉眼不可见的光——红外线。红外线（IR）波长范围：$760 \sim 10^6$ nm，分为：近红外线（IRA）760 ~ 1400 nm；中红外线（IRB）1400 ~ 3000 nm；远红外线（IRC）3000 ~ 10^6 nm。

（一）接触光源

以下是根据自然界、日常生活和生产 3 个方面对接触红外线的示例分类：

自然界：太阳作为自然界最重要的红外线辐射源之一，通过空气传播，照射到地球上；许多自然物体，如人体、动物、土地和水等，会发出红外线辐射作为它们的热能表现。

日常生活：暖气和取暖设备，电暖器、暖气片、火炉等在发热时会产生红外线辐射，以提供热量；红外线遥控器，电视、空调、音响等设备常使用红外线遥控器进行操作和控制；一些家庭安防系统中使用红外线摄像机来监控和录制视频。

生产：在工业生产中，红外线传感器被广泛用于检测物体的热能分布、温度变化等信息；红外线热成像：红外线热成像技术在建筑、电力、机械等行业中用于检测设备或结构的热量分布和异常；工厂、实验室等场所常用红外线测温仪来测量物体的表面温度，如图 2.23。

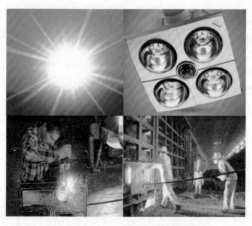

图 2.23 常见的红外线光源

红外线辐射源可根据不同温度和物体类型进一步细分为以下 4 个区域：

（1）白炽发光区：这个区域包括由白炽物体产生的射线，如白炽灯和太阳。这些物体处于高温状态，其辐射范围覆盖了可见光和红外线的一部分。

（2）热体辐射区：这个区域包括非白炽物体产生的热射线，其平均温度约为 400 ℃ 左右。这些物体可以是电熨斗、电热器等，通过热能转化为红外线辐射。

（3）发热传导区：这个区域包括滚沸水或热蒸汽管等产生的热射线，其平均温度低于 200 ℃。这些物体的辐射主要由传导热能而产生，也被称为非光化反应区。

（4）温体辐射区：这个区域包括人体、动物或地热等产生的热射线，其平均温度约为 40 ℃左右。这些物体的热辐射主要源自它们的体温。

红外线生物学效应包括增温效应和继发效应。增温效应是指通过放射方式辐射到物体，辐射能传递给物体内的原子、分子，使这些粒子发生不规则运动，引起物体升温作用，又称作远红外线一次效应；继发效应是指产生一次效应的同时，物体也随之发生其他化学、物理等改变，这是物体吸收远红外线辐射后产生的二次效应。

远红外线对人体最有益的波段为 4000～14 000 nm，被称作"生命之光"。其作用为激活生物大分子的活性，使得生物体分子处于较高振动状态，促进和改善血液循环；增强新陈代谢，提高人体免疫功能；具有消炎消肿镇痛的作用。治疗和辅助治疗的范围非常广泛，对慢性疑难病症，效果极佳，对未来人类生活保健将产生重大影响。

（二）红外线对眼的损伤

角膜完全吸收 3000 nm 以上红外线，部分吸收 1000～3000 nm 的红外线。2300 nm 时，透过率约为 25%；1650 nm 时，透过率约为 65%；1200 nm 时，透过率约为 80%；1000 nm 时，透过率约为 100%。透过角膜的红外线中，2700 nm 的红外线全部被房水吸收；2300 nm 的红外线大部分被晶状体吸收；波长为 1600 nm 的红外线全部由玻璃体吸收。

（1）角膜损伤：吸收大剂量 1900 nm 以上的红外线可致角膜热损伤，使角膜表皮细胞受到破坏（混浊、白斑）。这种情况除了观看核火球和红外线激光等强光外，一般不会发生。

（2）虹膜损伤：红外线易被深色物体所吸收，高强度的红外光照射使组织坏死，蛋白质凝固，虹膜灼伤主要是 1300 nm 以下的近红外光。

（3）诱发白内障：红外线引起白内障多发生于老年人，诱发白内障的波段主要是 800～1200 nm 和 1400～1600 nm。其损害是由于晶状体及其周围组织（如虹膜）吸收辐射能，导致晶状体温度升高之故。接触红外线人员应戴含氧化铁的特制防护眼镜。

（4）视网膜脉络膜灼伤：主要是 1100 nm 附近的红外线，直接造成眼底视网膜烧伤。工业上多发生于使用弧光灯、电焊、氧乙炔焊等作业，这些光源发出的红外线和可见光可达到视网膜，主要伤害黄斑区。

四、微波（Microwave）

微波波长范围是 1 mm 至 1 m，因此微波是分米波、厘米波、毫米波的统称，属于高频电磁波。微波是电磁波，其能量形式在介质中可转化为热量。世界公认微波生物学作用机制是热效应，微波具有 3 种基本特性，即：①可以穿透玻璃、塑料和瓷器；②反射金属类物品；③使水和食物等吸收微波分子震动使自身发热。

（一）接触机会

微波在我们身边无处不在，例如家用电器；通讯设备、高压电线以及电动机、电机设备；飞机、电气铁路；广播、电视发射台、手机发射基站、雷达系统；电力产业的机房、卫星地面工作站、调度指挥中心；应用微波的医疗设备，如图 2.24。

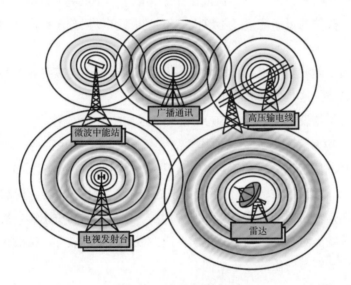

图 2.24　常见的微波设备

微波炉在烹饪食物的过程中，水分子是吸收微波最好的介质，凡含水的物质必定吸收微波。水分子具有极性，其正负极接受正负交替的微波能量，使水分子迅速转动并产生热能。微波炉接通交流电产生的微波，使食物中水分子以 24.5 亿次 /s 的速度旋转，造成分子间巨大的摩擦力，使食物迅速被加热。

微波的基本性质通常呈现为穿透、反射、吸收 3 个特性。根据电子学和物理学的理论，微波具有不同于其他波段的以下特点：

①穿透性高，微波比其他用于辐射加热的电磁波具有更好的穿透性。同时使介质材料内部、外部几乎同时加热升温，形成体热源状态，大大缩短了常规加热中的热传导时间，物料内外加热均匀一致。

②加热选择性，物质吸收微波的能力，主要由其介质损耗因数来决定。介质损耗因数大的物质对微波的吸收能力就强，相反，介质损耗因数小的物质吸收微波的能力也弱。水分子属极性分子，介电常数较大，其介质损耗因数也很大，对微波具有强吸收能力。而蛋白质、碳水化合物等的介电常数相对较小，其对微波的吸收能力比水小得多。

③低热惯性，微波对介质材料是瞬时加热升温，升温速度快。

④似光性和似声性，能使电路元件尺寸减小；使系统更加紧致；可以制成体积小，波束方向性强，增益很高的天线系统，接受来自地面或空间各种物体反射回来的微弱信号，从而确定物体方位和距离，分析目标特征。

⑤由于微波波长与物体（实验室中无线设备）的尺寸有相同的量级，使得微波的特点又与声波相似，即所谓的似声性。例如微波波导类似于声学中的传声筒；喇叭天线和缝隙天线类似于声学喇叭，萧与笛；微波谐振腔类似于声学共鸣腔。

⑥非电离性，微波的量子能量还不够大，不足与改变物质分子的内部结构或破坏分子之间的键。

⑦资讯性，由于微波频率很高，所以在不大的相对带宽下，其可用的频带很宽，可达数百甚至上千兆赫兹。这是低频无线电波无法比拟的。

国际上对微波加热设备均采用 2450 MHz 和 915 MHz 的固定额率。

微波加热忌高功率解冻肉类；忌油炸食品；忌超时加热；忌用普通塑料容器；忌用金属器皿；忌使用封闭容器；忌将微波炉置于卧室；忌长时间在微波炉前工作。

事故：1991 年，美国某女士进行了髋关节置换术，手术很成功，但却死于输血。查找原因发现，竟然是输血用的血液经过微波炉加温。这是人类历史上第一次有重大证据表明，用微波炉加热物品对被加热物品的化学性质造成了根本的破坏。微波炉使食物的分子吸收的能量，足以分解蛋白质的分子结构。

（二）微波的危害

微波会对中枢神经系统、机体免疫功能、心血管系统、血液系统、生殖系统和遗传、视觉系统造成伤害。

（1）中枢神经系统：微波辐射可能对中枢神经系统产生影响，但对于一般环境中的微波辐射水平，目前科学研究并未明确证实它对中枢神经系统造成直接和严重的伤害。

（2）机体免疫功能：微波辐射的潜在影响对机体免疫功能的确切影响仍然存在争议。一些研究表明，高强度的微波辐射可能对免疫系统产生一定的影响，但对于一般环境中的微波辐射水平，其影响尚未得到充分证实。

（3）心血管系统：目前的科学研究没有明确证据表明一般环境中的微波辐射对心血管系统产生直接和严重的伤害。

（4）血液系统：一般环境中的微波辐射水平对血液系统的影响尚未得到明确证实。有限的研究表明，高剂量的微波辐射可能对血液产生一定的影响，但与一般环境中的微波辐射水平相比，这些研究所使用的辐射水平较高。

（5）生殖系统和遗传：目前的科学研究认为，一般环境中的微波辐射水平不会对生殖系统和遗传产生直接和严重的伤害。然而，对于特定职业环境或长时间高剂量的暴露，微波辐射可能对生殖系统和遗传产生一定的影响。

（6）视觉系统：微波辐射对视觉系统的影响仍然是一个研究领域。目前的证据表明，一般环境中的微波辐射水平不会对视觉系统产生直接和严重的伤害。

研究领域仍在不断发展，并且对微波辐射对人体的潜在影响还存在一些争议。因此，我们应该继续关注新的研究成果，并按照相关机构的指导，合理使用和防护微波辐射。

（三）微波对眼睛的影响

微波对眼睛的影响主要涉及两个方面：热效应和非热效应。

①热效应：微波辐射可以导致眼睛组织的热量积累。眼睛是人体中最敏感的组织之一，它的透明结构使得微波辐射能够穿过角膜并在眼睛内部产生吸收。如果眼睛暴露在高强度的微波辐射下，可能导致眼球组织过热，引起热损伤。这种热效应可能导致眼睛疼痛、眼部组织损伤、角膜烧伤等问题；

②非热效应：微波辐射还可能引起一些非热效应，这些效应与辐射频率和功率密度相关。眼睛受到微波辐射时，可能引起视觉系统的非热生物效应，例如视觉干扰、眼睛疲劳、眼压增加等。这些效应可能会导致眼睛不适、模糊视觉、视力下降等症状。

需要注意的是，一般情况下，我们在日常生活中接触到的微波辐射来自家用微波炉、通信设备等，其功率较低，一般不会对眼睛产生显著的影响。然而，高功率的微波辐射源，如实验室设备、军事设备等，可能对眼睛造成严重影响。

为了保护眼睛免受微波辐射的潜在影响，以下是一些建议：

①避免长时间接触高功率的微波辐射源；

②在使用微波设备时，遵循设备的使用说明和安全建议；

③如有需要，佩戴符合标准的防护眼镜或护目镜，以减少微波辐射对眼睛的影响；

④如遇到眼部不适或疼痛，应立即就医，寻求专业医生的建议。

国内暂行标准：不超过 50 W/cm^2，不会产生晶体及眼底异常。关于微波对人眼的损害，国内外多有报道，有关专家（1980 年）曾报道一例微波辐射所致急性眼部损伤者，右眼在 1 m 距离 915 MHz 微波照射 30 s 后，双眼出现结膜炎，右眼出现视盘炎，以及心慌、疲劳、嗜睡、厌食、失眠等全身症状。

微波引起白内障的诊断标准：

①白内障的形态特点是后囊下皮质蜂窝状混浊；

②有长期接触微波辐射史；

③临床上无其他眼病；

④年龄较轻；

⑤伴有与微波接触有关的其他症状，如神经衰弱等。

高场强微波导致的白内障不可逆。长期在一定强度微波环境中工作，会导致眼晶状体混浊、致密、空泡变性。晶状体混浊形态与部位无规律性，形态有点状、片状、条状、网状、锅巴状等；部位有后囊、后下皮质、后极、赤道及前皮质部。微波也会对眼其他部位如结膜、角膜、虹膜、眼底造成易疲劳，视力下降，结膜充血，角膜损害，视网膜黄斑区出现灰褐色斑，黄斑区陈旧性病变，对光反应弱，眼底小血管痉挛、出血，视网膜细胞小出血点等伤害。

附：电磁辐射对人体健康的危害

人体 70% 以上是水，水分子受到电磁波辐射后相互摩擦，引起机体升温，从而影响到体内器官的正常工作。

致热效应是指人体在高强度的电磁波下，吸收辐射能量，在体内转化为热量，产生生物反应。在电磁场作用下，由于射频电磁场方向变化很快，使得人体内的极性分子迅速发生偶极子的取向作用，产生热量。在取向过程中，偶极子与周围分子发生碰撞摩擦而产生大量的热。此外，当电磁场的频率很高时，机体内的电解质溶液中的离子将在其平衡位置振动，也将电能转化为热能。

总之生物组织在高频电磁场中致热效应产生的方式主要包括由于极性分子反复快速取向转动而摩擦生热；传导电流生热；介质损耗生热。

人体的器官和组织都存在微弱的电磁场，它们是稳定和有序的，一旦受到外界电磁场的干扰，处于平衡状态的微弱电磁场即将遭到破坏，人体也会遭受损伤。非致热效应是不引起体温变化的低强度作用下出现神经衰弱及心血管系统功能紊乱。对于交变电磁场，其生物活性随波长减小而递增。而作为电离辐射的 X 射线和 γ 射线被机体吸收后，会从原子水平的激发或电离开始，继而引起分子水平的破坏，如蛋白质分子的破坏、DNA 键断裂和酶的破坏等，又进一步影响到细胞水平、组织器官以至整体水平的损伤等。

微波辐射对人体的伤害，主要是指低强度慢性辐射的影响，大强度的急性作用也可伤害人体，但很少发生。其表现为以下几个方面：

（1）对神经系统的影响

神经系统对微波有较高的灵敏度，人体在反复接触低强度的电磁辐射后，会使中枢神经系统的功能发生变化，出现神经衰弱等症状，其主要表现为头昏、嗜睡、无力、易疲劳、记忆力衰退和脑电图慢波增多等。除了引起神经衰弱症以外，电磁辐射最具有特征的是使自主神经功能紊乱。

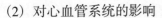

（2）对心血管系统的影响

在微波作用下，常发生血流动力学改变，血管通透性改变，心电图变化等现象，长期受微波作用者的血压均降低，但也有增高者。对心电图分析，除多数呈现心动过缓外，也有心动过速、窦性心律不齐，房性或室性期前收缩，还有 ST 段压低下及 T 波低平等心肌缺血的改变。而另一些则可发展至植物神经性血管功能紊乱表现。

（3）对眼的影响

人眼晶体很容易遭受电磁辐射的照射，由于其内部血流量少，所以在电磁波辐射下温度极易升高。实验研究表现微波辐射可导致白内障，其单次照射阈值约为 100 mW/cm²，对重复照射为 80 mW/cm² 或更低些。高强度电磁波辐射还可伤害角膜、虹膜和前房，可造成视力减退或完全丧失。当强度低于上述阈值时，虽然不会引起白内障，但 10～80 mW/cm² 的电磁辐射仍能使晶状体混浊，并有可能使有色视野缩小和暗适应时间延长，造成某些视觉障碍。

（4）对生殖系统的影响

从卫生学调查表明，长期从事微波作业，男性可出现阳痿、性功能减退；女性可出现月经紊乱，高强度的微波辐射还可能造成妊娠妇女流产。此外，微波辐射还可能导致机体糖代谢紊乱，妇女分泌功能下降等。

总之，微波辐射时对人体健康的影响是多方面的，研究其对人体健康的影响，可为防治微波危害提供科学依据，且为更广泛地使用大功率微波技术创造必要的安全环境。

典型事件：美国驻苏联大使馆微波信号器事件

自 1953 年开始，苏联就向莫斯科美国大使馆发射微波，直到 1976 年曝光出来。这期间，美国大使馆的许多人员患上了胰腺癌、乳腺癌、白血病、肺癌、颈癌、全身性癌症。但美国却只能吃哑巴亏，因为当时美国规定的限制数值 10 mW/cm²，超过苏联规定限值的 1000 倍以上。

五、超声波（Ultrasound）

超声波是指任何声波或振动，其频率超过人类耳朵可以听到的最高阈值 20 kHz。超声波由于其高频特性而被广泛应用于医学、工业、情报等众多领域。超声波在介质中传播与介质相互作用，使介质发生一系列力学的、电磁学的超声效应：

①机械效应：超声波的机械作用可促成液体的乳化、凝胶的液化和固体的分散；

②空化作用：超声波作用于液体时可产生大量小气泡；

③热效应：由于超声波频率高，能量大，被介质吸收时能产生显著的热效应；

④化学效应：超声波的作用可促使发生或加速某些化学反应。

大剂量超声可引起结膜充血、角膜水肿甚至眼底改变，对晶体可致热性白内障。

小剂量（脉冲式 0.4 ~ 0.6 W/cm², 3 ~ 6 min），可以促进吸收，改善循环，对玻璃体浑浊、眼内出血、视网膜炎、外伤性白内障等有较好疗效。

超声在眼科的应用：A 超用于眼活体结构，如前房深度、晶状体厚度、玻璃体腔长度和眼轴长度的测量；B 超在屈光间质不透明时，用于了解眼内情况的检查方法之一。

第三节　光辐射的防护

人们为防止眼睛受到前述部分所描述的有害辐射损害，需要制订一套有效的防护措施。

在眼健康保护的过程中，需要着重考虑 3 个方面：①深入理解不同辐射对眼睛的伤害；②不同辐射的光学特性；③选择材料的光学属性；④保护材料的物理性质。每一方面都必须经过仔细的权衡和审视，只有这样才能依据这些参数确定理想的光学材料，制订出最适的护眼方案。

为确定光辐射对眼睛的潜在伤害，需要对光源进行全面描述，主要包含以下几个关键参数：辐射照度，即光源在曝光点的能量密度；光源在眼睛处的曝光面积；光谱辐射照度，用于描述光源在各个波长下的辐射强度；光束的发散或汇聚程度，表示光束扩散或聚焦的能力；以及光束的发光模式，即光源是持续照射还是闪烁。对于持续光源，需要了解眼睛曝光于光源的具体持续时间。而对于间歇或闪烁光源，除了总的曝光时间，还需要知道光源"开"和"关"状态的循环周期长度。

另外，第一章第一节已经对一些常用光源的光谱辐射照度进行了介绍。这些信息可以帮助我们理解不同光源的辐射强度，从而为制订相应的眼部保护措施提供参考。

一、眼健康光学保护

为视觉系统提供光学保护，主要考虑 3 个因素：材料的光学特性、材料的透射特性及材料的物理特性。

光学特性是指材料被加工成所需光学系统的能力。若某一种材料虽然具备优秀的透射率和物理性质，但其不适合大规模工艺制造，那么在解决这个问题之前，这种材料作为眼部保护材料的价值就会大打折扣。

透射特性是指光学材料对入射辐射的吸收、反射或偏振特性，以实现最佳的光谱透射率和视觉效果。选择性吸收和透射特性能够提供适当的保护，避免眼睛受到来自多种源的辐射损害，例如激光、电弧焊和其他工业来源。

物理特性则是指光学材料在不发生断裂的前提下，能够承受热、机械和声应力。在光学工业中，热或声应力的影响往往被忽视，因为大多数透镜使用环境不会超过它们的阈值

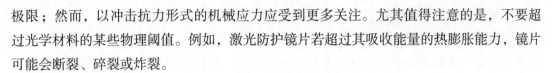

极限；然而，以冲击抗力形式的机械应力应受到更多关注。尤其值得注意的是，不要超过光学材料的某些物理阈值。例如，激光防护镜片若超过其吸收能量的热膨胀能力，镜片可能会断裂、碎裂或炸裂。

1. 透射率

光辐射通量因透镜材料的固有属性，产生反射和吸收现象而衰减。透镜总透射率等于入射到透镜上辐射通量，减去由光学材料的反射率 ρ 和吸收 α 引起的损失，即 $\tau_t = \tau_1 - (\rho + \alpha)$。光学器件的透射率通常由分光光度计测量，并且测量值为吸收和反射的总损失。然而，如果需要获取真实的透射率，则必须对反射和吸收造成误差进行修正。

对于一系列透镜的总透射率，可以通过将各个透镜的透射率相乘来确定，即 $\tau_t = \tau_1 \times \tau_2 \times \tau_3 \times ... \times \tau_n$，其中是 τ_t 是总透射率，τ_1 透镜 1 的透射率，以此类推，直到考虑最后一个透镜 τ_n。这样就可以得到整个光学系统对辐射通量的透射效率。

2. 光密度

光密度（Optical Density，OD）是一个用于描述光与镜片相互作用的重要参数，其与透射率之间的关系可以通过以下公式表示：$OD = log10 \dfrac{1}{T}$，其中 T 是透射率。调节光密度最常见的应用是使用中性密度滤光片（Neutral Density Filter, ND），ND 衰减片参数通常由材料的光密度来确定；例如，ND 0.3=50%τ，ND 0.5=32%τ，ND 1=10%τ，ND 2=1%τ，ND 3=0.1%τ；普通玻璃透镜的光学交界面的反射约为 4.4%，那么其透过率约为 91.2%，对应的 $OD = log10 \dfrac{1}{\tau} = \dfrac{1}{0.912} = 0.04$。在确定光学系统总光密度时，需要将每个镜片的 OD 值相加，准确地评估总透射率，对于设计眼部保护设备来说非常重要。

3. 菲涅耳公式

由菲涅耳公式可知，反射率与光学介质折射率、周围介质折射系数以及光束入射角有关，假定入射光线垂直于光学表面，入射到光学表面上反射率为 $\rho = \dfrac{(n_1 - n_2)^2}{(n_1 + n_2)^2}$，其中，$\rho$ 代表反射光，n_1 和 n_2 分别代表介质 1 和介质 2 的折射率。在空气中，对于折射率 n=1.532 的树脂镜片来说表面因折射率不同反射损失约为 4.4%，前后两个表面总损失约为 8.8%。折射率 n 随波长不同而变化，造成的反射损失也会随波长变化。

菲涅耳公式在设计单层抗反射涂层的折射率及厚度时有关键作用。为了确保抗反射涂层在相邻表面反射的光强度相等，薄膜折射率应该等于空气或真空中玻璃折射率的平方根；涂层厚度为 1/4 波长的奇数倍，公式为 $n_t = k\dfrac{\lambda}{4}$，其中 n_t 是光学厚度，k 是奇数整数，λ 为入射波长。

当涂层满足上述条件时，透镜表面光反射会显著降低，这有助于提高透镜透射率，减小"鬼影"。这就是为什么涂层折射率和厚度在光学系统设计中如此重要的原因。

4. 动物与人类的损伤阈值

在采用眼部损伤阈值设定保护标准时，特别需要注意的是大部分眼部数据来源于动物实验，通过类比使用动物数据反演人类的安全数据。表 2.6 为人类、灵长类动物以及兔视网膜灼伤阈值的对比数据。所有物种均在相同的曝光条件下进行研究，即视网膜光斑直径为 1 mm，曝光时间为 135 ms，2500 W 氙灯光谱范围为 400 ~ 800 nm。

对所有物种而言，视网膜的曝光区域均为黄斑周围区，但对于猴子还包括了黄斑中央凹。根据视网膜灼伤的状态，人类、猴子及兔子的辐射阈值比例为 12：6：4，这意味着人类视网膜损伤阈值为猴子的 2 倍，兔子的 3 倍，才能产生视网膜灼伤病变。

表 2.6　人类、灵长类动物和兔视网膜灼伤阈值对比

物种	曝光区域 （J/cm²）	
	旁黄斑区	黄斑中央凹
人类（白人）	9.3 ± 1.56	—
人类（黑人）	7.9 ± 1.86	—
灵长类动物	5.9+1.5	5.7 ± 0.35
兔	4.1 ± 0.4	—

这些研究成果表明，由动物实验产生的实验室数据确实可以被有效地应用于人类光损伤问题。灵长类动物，特别是恒河猴的数据已被广泛接受作为人类安全标准的模型。另外值得一提的是，兔的紫外线 C（UVC）和紫外线 B（UVB）实验数据已被应用于航天项目（如半人马座、阿波罗和航天飞机）的紫外线安全阈值设计。

二、眼部保护计算方法

确定光辐射安全的眼保护方法应包括安全曝光时间（Safety Exposure Duration, SED）、保护因子（Protection Factor, PF）和相对有效性（Relative Effectiveness, RE）的方法。对于激光的安全保护，采用了在第一章第二节"激光"中探讨的最大允许曝光（Maximum Permissible Exposure, MPE）的概念。下文将逐一详细介绍每种眼部防护计算方法，给出具体的示例计算。

1. 安全曝光时间

已知辐射损伤阈值的能量密度 H（单位为 J/cm²）和光源辐射照度 Ee（单位为 W/cm²，$1 W \cdot s/cm^2 = 1 J/cm^2$）时，可以使用 SED 方法。安全曝光时间 SED（单位为 s）可以通过公式计算：$t (s) = \dfrac{H (J/cm^2)}{E_e (W/cm^2)}$。

在使用 SED 法进行计算时，必须注意确保损伤阈值和光源辐射的波长保持一致，确保计算有效性，此公式可用于光辐射的所有部分。

例如，假设视网膜在 441 nm 波长处的阈值为 30 J/cm^2，工作人员的眼睛曝光在 0.01 W/cm^2 辐射照度光源中的最长曝光时间？

SED 计算为：$t = \dfrac{30 \text{ J/cm}^2}{0.01 \text{ W/cm}^2} = 3000 \text{ s}$。

2. 保护系数法

眼睛损伤阈值通常是根据辐射照度（W/cm^2）而不是辐射曝光量（J/cm^2）来计算的，可以使用保护因子（PF）来评估其安全性，公式为 $PF = \dfrac{E_{\text{Damage}}(\lambda)}{E_{\text{source}}(\lambda)}$，其中 E_{Damage} 和 E_{source} 分别为眼睛辐射照度阈值和光源辐射照度。保护因子（PF）为 1 表示眼睛受到了保护，但没有安全余量；PF>1 表示提供了充足的保护，并保证了安全余量；PF<1 表示眼睛在曝光于光源时是不安全的，需要额外的保护。

保护系数法是对眼睛曝光安全性的快速评估方式，眼睛损伤的辐射照度与光源辐射照度必须处于相同的光谱波段，因为眼睛对特定波段的损伤具有光谱响应特性。

假设光源辐射照度为 0.125 W/cm^2，并且发现同一波段对眼睛的损伤阈值为 0.75 W/cm^2。则可以计算 $PF = \dfrac{0.75 \text{ W/cm}^2}{0.125 \text{ W/cm}^2} = 6$，保护因子为 6 表示，在眼睛受到损伤之前，可以将光源环境增加 5 倍，即具有 5 倍的安全余量。

3. 相对效率计算方法

（1）紫外辐射对角膜炎和白内障的危害

计算紫外辐射 200～320 nm 波长范围内，预防角膜炎的安全阈值所需的信息包括：光谱辐射照度（E_λ），保护装置的光谱透射（τ_λ）和在紫外波段诱导角膜炎的相对光谱效率（S_λ）。S_λ 是一个加权因子用于计算任何波段内辐射照度产生角膜炎或白内障的效率因子。

为了计算 200～320 nm 波长范围防止角膜炎或白内障的安全阈值，需要利用角膜损伤（H_c）和晶状体损伤（H_L）的实验数据来计算相对光谱效率（S_λ），该值以角膜 270 nm 和晶状体 300 nm 为最大损伤效率，通过归一化数据可得到如表 2.7 所示的相对光谱效率。

表 2.7 人类、兔和灵长类动物的角膜和晶状体损伤相对光谱效率

波长（nm）	人类	灵长类动物	兔	兔晶状体
210	—	0.012	0.007	—
220	0.40	0.19	0.11	—
230	0.31	0.18	0.17	—

续表

波长（nm）	人类	灵长类动物	兔	兔晶状体
240	0.53	0.33	0.15	—
250	0.50	0.20	0.12	—
260	0.53	0.36	0.28	—
270	1.00	1.00	1.00	—
280	0.68	0.67	0.45	—
290	0.57	0.57	0.42	0.05
295	—	—	—	0.20
300	0.57	0.36	0.10	1.00
305	—	—	—	0.50
310	0.29	0.20	0.09	0.20
315	—	—	—	0.30
320	—	0.0004	0.0005	0.01
325	—	—	—	0.003

表 2.8 为皮肤和眼睛相对光谱效率（Sλ），其数据来自美国国家职业安全与健康研究所（NIOSH）和美国政府工业卫生学家会议（ACGIH）使用的阈值限值。

表 2.8　皮肤和眼睛光损伤的相对光谱效率

波长（nm）	8 h 剂量（mJ/cm²）	相对光谱效率（Sλ）
200	100.0	0.03
210	40.0	0.075
220	25.0	0.12
230	16.0	0.19
240	10.0	0.30
250	7.0	0.43
254	6.0	0.50
260	4.6	0.65
270	3.0	1.00
280	3.4	0.88

续表

波长（nm）	8 h 剂量（mJ/cm²）	相对光谱效率（Sλ）
290	4.7	0.64
300	10.0	0.30
305	50.0	0.05
310	200.0	0.015
315	1000.0	0.003

可以通过以下公式计算出产生光损伤的角膜炎最小有效辐射照度：$E_{euv}=\sum E_{\lambda}\tau_{\lambda}S_{\lambda}\Delta\lambda$，其中，$E_{euv}$ 为有效辐射照度，单位为 W/cm²；E_{λ} 是辐射照度，单位为 W/（cm²·nm）；τ_{λ} 为护目镜或眼镜的透过率；S_{λ} 为相对光谱效率；$\Delta\lambda$ 是波长带宽，单位为 nm。可以使用有效辐射照度 E_{euv} 来计算引起角膜炎或白内障的安全曝光时间 SED。

对于角膜的 SED：$t=\dfrac{H_{c270}}{E_{euv}(200-320)}$，其中，$H_{c270}$ 为 270 nm 波长下的角膜炎辐射阈值为 3×10^{-3} J/cm²；E_{euv}（210–320）为有效辐射照度，公式为 $E_{euv}=\sum\limits_{210}^{320}E_{\lambda}\tau_{\lambda}S_{\lambda}\Delta\lambda$。

对于晶状体的 SED：$t=\dfrac{H_{L300}}{E_{euv}(295-320)}$，$H_{L300}$ 为 300 nm 波长下的白内障辐射阈值为 0.15 J/cm²；E_{euv}（295–320）为白内障的有效辐射照度，公式为 $E_{euv}=\sum\limits_{295}^{320}E_{\lambda}\tau_{\lambda}S_{\lambda}\Delta\lambda$。

相对效率方法还可用于计算系统的透过率，假如装置的总透过率不超过计算得出的平均透过率，那么 τ_{λ} 可以从求和公式中提出 $E_{euv}=\sum E_{\lambda}\tau_{\lambda}S_{\lambda}\Delta\lambda=\tau\sum E_{\lambda}S_{\lambda}\Delta\lambda$。因此，安全曝光时间和系统总透过率可以表示为 $t=\dfrac{H_{c270}\ \mathrm{J/cm^2}}{\tau\sum\limits_{200}^{315}E_{\lambda}\tau_{\lambda}S_{\lambda}\Delta\lambda[\mathrm{W/cm^2}]}$ 和 $\tau=\dfrac{H_{c270}[\mathrm{J/cm^2}]}{t\sum\limits_{200}^{315}E_{\lambda}\tau_{\lambda}S_{\lambda}\Delta\lambda[\mathrm{WS/cm^2}]}$

（2）380～760 nm 波长范围内的可见光辐射

早期对视网膜病变的研究主要将其视为热损伤的结果，然而，近年来研究发现当曝光时间超过 10 s 时，可见光谱中的短波能引起视网膜光化学损伤。因此，在对光源的危害进行评估时，必须将分为热损伤和光损伤两个方面。

Ham 等人研究发现，当人眼睛接收的太阳辐射光功率为（4.8±0.8）mW，其在视网膜处的辐射照度为（18.9±3.5）W/cm²，连续曝光 180 s，视网膜处光损伤直径约为 158 μm。辐射能（J/cm²）与时间具有相关性，因此可以通过分析辐射计算视网膜损伤的阈值。

对于光源辐射的危害分析，应将视网膜辐射照度与光源辐射亮度（W/cm²/sr）联系起来。光源辐射亮度 Ls 可以通过单位立体角 Ω 内角膜辐射照度 Ec 为 $L_s=L_c=E_c/\Omega$（W/cm²/sr），距离 r 处的立体角 Ω 为 $\Omega=A/r^2$，那么视网膜辐射照度可以表示为：

$E_r=0.27\,L_c\tau d_p^2$。其中，L_c 是角膜处的辐射亮度（$W/cm^2/sr$），$\tau \approx 0.77$ 为眼球屈光系统平均透射率，dp 是瞳孔直径（单位：cm）。

视网膜损伤辐射照度阈值与角膜处的辐射照度相关，因此可以将角膜辐射照度用于眼睛的光辐射危险评估，关系式为 $E_c=E_r\times A_r/\tau\times A_c$，其中，$E_r$ 和 E_c 分别为视网膜和角膜处的辐射照度（W/cm^2），A_r 和 A_c 分别为视网膜和角膜处光斑面积（cm^2），$\tau \approx 0.77$ 为眼球屈光系统平均透射率。

4. 热效应评估

类比上述所讲的相对光谱效率，不同波长的光辐射对视网膜产生的热损伤效应也不同。因此，光辐射产生的热效应损伤程度应由热损伤危险系数 R_λ 加权得到，见表 2.9。表达式为 $L_{HAZ}=\sum L_\lambda R_\lambda \Delta\lambda$，其中，$L_{HAZ}$ 和 L_λ 分别为光源加权辐射亮度量和单波长辐射亮度（单位：$W/cm^2/sr$）；R_λ 为热损伤危险系数；$\Delta\lambda$ 为波长间隔（单位：nm）。

表 2.9　不同波段的视网膜光化学损伤和热损伤危险系数

波长（nm）	蓝光危险系数（Bλ）	热损伤危险系数（Rλ）
400	0.10	1.0
405	0.20	2.0
410	0.40	4.0
415	0.80	8.0
420	0.90	9.0
425	0.95	9.5
430	0.98	9.8
435	1.0	10.0
440	1.0	10.0
445	0.97	9.7
450	0.94	9.4
455	0.90	9.0
460	0.80	8.0
465	0.70	7.0
470	0.62	6.2
475	0.55	5.5
480	0.45	4.5
485	0.40	4.0

波长（nm）	蓝光危险系数（Bλ）	热损伤危险系数（Rλ）
490	0.22	2.2
495	0.16	1.6
500～600	$10^{(450-\lambda)/50}$	1.0
600～700	0.001	1.0
700～1060	0.001	$10^{(\lambda-700)/515}$
1060～1400	0.001	0.2

5. 可见光危害评估

VIS 光谱的视网膜危害可以通过使用最大允许曝光度（MPE）进行评估，见表 2.9。Calkins 和 Hochheimer 的模型眼参数为：瞳孔直径为 7 mm、眼球后焦距为 2.15 cm、玻璃体折射为 1.333 和眼球透射率为 0.9，其 MPE=2.92 J/cm²。然而，在 400～700 nm 波长范围内，人眼实际平均透过率为 0.77，最大允许曝光度将调整为 2.50 J/cm²。其曝光持续时间 SED 为 $t\ (\mathrm{s}) = \dfrac{MPE\ (2.40\ \mathrm{J/cm^2})}{E_e\ (\mathrm{W/cm^2})}$。

当使用眼球平均透射率为 0.9 时，虽然会导致 MPE 增大至 2.92 J/cm²，但这其中包含了 17.8% 的内置安全系数。实际上，理论数值 MPE=2.50 J/cm² 比灵长类动物实验数值的阈值低了两个数量级。由于人类视网膜是灵长类动物视网膜 MPE 的 2 倍才能产生损伤，因此人类的安全系数实际上会更大。采用 2.40 J/cm² 的最大允许曝光度，对于大多数行业和部分眼科仪器中常见阈值标准。

6. 蓝光危险评估

在可见光谱中，440 nm 附近的蓝光光辐射最易损伤视网膜。美国陆军环境卫生局（USAEHA）公布了蓝光损伤函数 B_λ（表 2.9），用于评估非相干蓝光辐射伤害。

假如 0.01～0.1 mW/cm² 的 463 nm 蓝光作用于视网膜上，持续曝光时间为 3600 s，或者角膜处辐射能为 0.36 J/cm² 时，会导致视网膜损伤。评估视网膜的蓝光损伤公式 $E_{Bef} = \sum\limits_{400}^{500} E_\lambda B_\lambda \Delta\lambda$ 为，其中，E_λ 是辐射照度（W/cm²），B_λ 是蓝光损伤函数，$\Delta\lambda$ 是波长间隔。为了防止蓝光辐射损伤光源的加权辐射亮度 Ls（用蓝光危害函数 B_λ 加权）不应超过以下阈值。

对于曝光时间 <10⁴ s 的光源，其阈值为 $\sum\limits_{400}^{1400} L_\lambda B_\lambda \Delta\lambda t = 100$ J/cm²；而对于曝光时间 >10⁴ s 的光源，其阈值为 $\sum\limits_{400}^{1400} L_\lambda B_\lambda \Delta\lambda = 100$ mW/cm²/sr，其中，L_λ 为光源辐射亮度（W/cm²/sr），β_λ 为蓝光损伤函数，$\Delta\lambda$ 为波长间隔，t 为曝光时间。

例如，L_λ 和 B_λ 加权乘积求和为蓝光综合辐射亮度，如果蓝光加权源辐射亮度为 2 mW/cm²/sr，则 SED 公式为 $t\,(\max) = \dfrac{100 \text{ J/cm}^2/\text{sr}}{L\,(\text{blue})\,(\text{W/cm}^2/sr)}$

研究确实揭示，相较于可见光谱的其他区段，其蓝色区段更可能引发视网膜病变，这一事实引发了一定程度的社会担忧。在正常环境下，太阳辐射中的有害蓝光被臭氧层和大气强烈吸收，进入人眼的蓝光是有限的，当然，也有一些特殊情况下，蓝光可能对眼睛构成威胁，例如在无任何眼部防护措施的情况下观看日食，或利用双筒望远镜观察太阳等。此外，人工光源发出的蓝光也可能对视网膜产生潜在的光化学损害，特别是在长期曝光的情况下。

因此，当针对特定环境进行危害评估，如果发现在该环境下可能引发眼睛安全问题，那么就必须采取有效的防护措施，以抵御可能由蓝光引发的光化学损害。

7. 红外光危害评估

700 ~ 1400 nm 波长范围内的红外辐射数据表明，兔和灵长类动物产生急性视网膜损伤的红外辐射量为 1500 ~ 17 532 J/cm²，这表明了红外损伤阈值与光源功率和曝光时间的密切相关。

红外辐射量阈值同样与辐射照度有关。数据表明，辐射照度为 4 W/cm² 以下造成视网膜损伤的辐射曝光量，是辐射照度 4 W/cm² 以上的 2 倍甚至更多。这些信息对于完善红外阈值、提高对红外辐射风险的理解具有重要参考价值。

研究数据确实表明，红外光对角膜、虹膜和晶状体的损伤程度相当，而红外光损伤视网膜则需要更高的辐射量。视网膜的红外光损伤阈值为 1500 ~ 17 532 J/cm²。虽然普遍认为角膜在一定程度上能保护视网膜，但是在长时间、低辐射照度的情况下，角膜可能起不到应有的保护作用。此外，当极高辐射照度、短曝光时间的情况下，视网膜、虹膜和晶状体可能会受到严重损害，而角膜却只受到轻微损伤。这种情况在激光损伤中得到了证实。

另一方面，红外光辐射照度只有超过一定阈值才会造成光损伤。使用中心波长为 1050 nm、带宽为 50 nm、辐射照度为 0.048 W/cm² 的红外光照射眼睛长达 8 h，尽管辐射照度高达 1323 J/cm²，但并未引起眼部损伤。即使连续 5 天每天照射相同的 8 h，角膜、晶状体或视网膜也未出现损伤。这些研究进一步揭示了红外光对眼睛损伤的复杂性。

三、光安全防护

在进行视觉保护评估时，最关键一点是评估人需要经过系统的培训。因为他们的意见直接影响工人未来的视觉健康。对于评估的方法，主要有以下几种：

①安全曝光时间（Safety Exposure Duration，SED）：SED 要求知道光源的辐射照度和阈值辐射强度。它可以应用于电磁光谱中的紫外线、可见光和红外光谱。只要辐射照度和阈值在同一波段内，这个公式就可以用于宽波段或窄波段源。它还可以用于评估滤光片提

供的保护。已知光源辐射照度，就可以通过将光源辐射照度乘以保护滤光片总透射率，然后使用安全曝光计算来确定允许的眼睛曝光持续时间。

②阈值功率因子（Threshold Power Factor，PF）：PF 要求知道产生阈值眼损伤的辐射照度和光源的辐射照度。它可以用于紫外线、可见光和红外线部分。这个方法可以快速评估光源的安全曝光，但需要谨慎，确保比较的是相同光谱波段，并且计算出的值低于已公布的激光安全标准。

③相对有效性评估方法（Relative Effectiveness，RE）：RE 方法要求知道光源的光谱辐射照度 E_e、光谱相对有效系数 S_λ 和透射率 τ_λ。RE 方法是一种可选择的方法，但其实用性目前仅限于紫外光谱，因为光谱中可见光和红外部分的作用光谱还未确定。

1. 护目镜

眼部保护通常采用眼镜、护目镜、面罩和头盔的形式，每种护目镜都是为特定光源或任务设计的。安全眼镜由多种材料制成，包括金属和塑料材质、可带有或不带有侧挡板。这些侧挡板有助于防止侧面飞溅的物体对眼睛造成伤害，一些类型的侧挡板由金属丝网制成，以增加通风。安全眼镜可以配置平面镜片或符合工人需要的矫正镜片，但所有的镜片都必须满足安全标准。

在涉及研磨和颗粒物的任务中，可能会有颗粒物从各个方向，包括侧面、顶部或底部，对眼睛产生撞击。此时，碎屑护目镜或防撞击式护目镜覆盖型设计就显得非常重要。这些防护护目镜或防尘护目镜通常由柔软且具有弹性的塑料材料制成，其外形经过单一成型，以贴合面部轮廓。

镜片则嵌入到护目镜的框架中，为护目镜提供必要的刚度。镜片通常由厚度约为 1.27 mm 的聚碳酸酯材料制成，可以承受极大的冲击力而不会破裂。如果需要，镜片也可以进行着色，以提供必要的光学辐射滤波功能，这些护目镜通常设计在一副普通眼镜上。

通风是防止护目镜镜片雾化的重要因素，侧面通常会设有通风孔，以保证通风效果。在多尘环境中，这些通风孔还需要防止灰尘进入护目镜的内部，同时允许最大程度的空气流通。

除了这些基本的防护护目镜，还有一种是化学防护护目镜。它们的结构与普通防护护目镜基本相同，但通风系统由一系列塑料百叶窗构成，以实现间接通风，同时防止化学飞溅物、飞溅物和尘土进入。这些化学防护护目镜也可以和防护服以及安全眼镜一起佩戴。

焊接护目镜的设计目标是保护焊接工人的眼睛免受有害物理冲击和辐射。这些护目镜适用于乙炔 - 氧气焊接系统的焊接、钎焊、切割、燃烧和火焰切割操作。可以选择镜片式焊接护目镜和广角面板式护目镜。在进行电弧焊接操作时，焊接头盔可为头部、颈部和眼睛提供必要的保护。焊接头盔通常由玻璃纤维制成，其内壳涂有防反光涂层。头盔可以在不焊接时升起。焊接时落下，同时头盔上有一个窗口，通过该窗口，焊工可以查看焊接过程。

这个观察窗口实际上由多层滤波片组成，大小为 5.1 cm × 10.8 cm，以保护眼睛免受紫外线、红外线和焊接电弧产生的强可见光谱辐射影响。该窗口通常由五块 1.5 mm 厚的滤波片组成，用于保护焊工的眼睛。第一层和第五层滤波片均为透明聚碳酸酯板，具有抗冲击和防飞溅功能。焊接飞溅物可能会对玻璃镜片造成损害，但对硬化的聚碳酸酯镜片影响较小。第二层为金属滤波片，设计用于消除红外光。中间为消除紫外光的滤波片，而第四层滤波片的作用为将焊接产生的可见光降低到焊工视力舒适水平。

为了保护头部、颈部、面部和眼睛免受颗粒物、化学物质和熔融金属的飞溅，应佩戴防护面罩，并在面罩下佩戴护目镜，以控制光学辐射可能带来的危险。

新型高冲击系数护目镜也是光学防护装备中的重要组成部分。这些护目镜由吸收紫外线的聚碳酸酯制成，有从透明到中性灰色再到黄色的各种颜色可供选择，以提供对大多数光学辐射的防护。它们可以舒适地戴在大多数个人眼镜上，其镜腿可阻挡对侧面飞溅物体。这种眼镜为那些需要进行可能看似安全，但实际有危险的任务提供了眼部保护。

2. 护目镜的材料与透射

护目镜通常有眼镜、头盔或防护罩等形式，利用吸收、偏振或干涉滤光片消除光污染。例如，通过在镜片中加入金属氧化物来实现对特定波长的吸收，玻璃中添加氧化铁可以吸收约 95% 紫外和红外辐射；铈和玻璃冕组合可以吸收紫外线并保持其透明度；增加二氧化硅或硼酸可以提高玻璃对紫外线透射率，这两种物质都能改变玻璃的化学结构，使其更好地透射紫外线。

这样做的目的是提高工作人员对工作环境的视觉清晰度，同时防止光辐射对眼睛的潜在伤害。这些都是在设计和制造防护眼镜时需要考虑的重要因素，确保工作人员的安全和效率。

反射型滤光片一般采用金属涂层，这种涂层在真空条件下镀到镜片前表面，能透过可见光并反射不需要的红外辐射，从而提供非常有效的防护。需要注意的是，不能仅仅依据镜片颜色或色调确定其用途。例如，灰色或中性密度衰减片常常能透过紫外线和红外线辐射，因此不适用于工业级紫外线和红外线防护；灰色不会影响人对色彩的感知，因此它们可以用作太阳眼镜片的主要材料；光致变色滤光片会根据光线强度的变化调整自己的颜色，但并不能提供全面的紫外线保护；树脂镜片通常是在制造过程中向镜片内部加入有机染料，或者在镜片表面和边缘完成处理后加入有机染料。这些染料能改变镜片的颜色，以便透射或吸收特定波长的光线，以提供特定的防护功能。

滤镜可以用来优化在各种环境条件下的视觉性能。举例说明，如果有一个白色或红色物体在晴朗蓝天下，使用红色滤镜能使天空看起来相对较暗，从而使物体更容易看到。反之，如果需要观察的物体是深色且颜色非红色，那么就需要选择能使物体相对于蓝天变暗的滤镜以增强视觉效果。滤镜能改变物体与天空之间的相对对比度，从而提高了可见度。

这种原理也被用来设计激光的护目镜，确保可见光谱透射率最大，同时使激光波长的光密度尽可能高，通过衰减吸收有害的激光光束，同时保持良好可见光的视觉透光率。

偏振滤光片可以有效消除特定方向的偏振光，这在某些环境条件下是较为理想的保护方式。入射到光滑非金属表面的光线，比如黑板、玻璃窗、抛光桌子、街道上光滑混凝土表面、玻璃瓶、汽车引擎盖、汽车挡风玻璃和水面，会以偏振光的形式反射。当偏振平面垂直于反射偏振光，可以消除这种偏振眩光，提供舒适视觉环境。

为了进一步理解使用滤镜消光从而保护眼睛原理，简单说明 3 种常用光学材料的紫外线透射率，包括冕玻璃、CR-39 和聚碳酸酯。大多数光学玻璃镜片是由冕玻璃制成的，在约 280 nm 处开始透射紫外线，并在 340 nm 处迅速增加到约 90%。除非在熔体中加入紫外线吸收剂，否则不应将冕玻璃用作紫外线防护器。

CR-39 是一种用于眼镜镜片多年的聚合物。它含有紫外线抑制剂，在 350 nm 处开始透射，并在 400 nm 左右达到最大透射。UV-400 是一种含有紫外线吸收剂的 CR-39 镜片，能够提供优秀的 UVC、UVB 和 UVA 保护。在 CR-39 聚合物中添加更多的紫外线吸收单体可以使曲线沿波长轴移动至 450 nm，但是，这会使镜片外观呈现黄色或橙黄色，并会吸收部分可见蓝光，产生一种假色视觉效果。

聚碳酸酯是一种具有出色回火和冲击物理特性的聚合物，但它易于刮擦且容易透射紫外线辐射。透明聚碳酸酯镜片对紫外线的吸收最小，从 290 nm 开始透射紫外线，在约 380 nm 处达到 86% 的透射率。聚碳酸酯紫外线吸收镜片涂有耐刮化学物质，显示出了惊人的耐磨性，对 UV 的出色吸收以及在光谱的可见光波长中增加的透射率。在 380 ~ 400 nm 波段透射的少量紫外线不应对眼睛造成危害，因为人类晶状体的截止波长几乎与聚碳酸酯曲线相同。

多种不同的人群应使用不同的抗紫外线材料，如紫外线吸收型 CR-39、聚碳酸酯、软性隐形眼镜和人工晶状体（IOL）。这类人工晶状体适用于无晶状体和人工晶状体患者，能通过阻挡 UVA 和 UVB 辐射到达视网膜，从而预防视网膜过度暴露于阳光引起的视网膜炎。白内障患者在开车、钓鱼、打高尔夫球和园艺等阳光暴露活动中，常会遭遇过度眩光。佩戴紫外线吸收镜片可消除浑浊晶状体对紫外线散射作用，从而提供更舒适的视力。

佩戴紫外线吸收镜片还可以减轻紫外线对角膜上皮、基质和内皮的损伤。对于正在服用可能引发光敏反应药物的人群，也应佩戴紫外线吸收镜片。此外，常进行阳光浴、滑雪、雪橇、滑冰以及登山等活动的人群，因长期处在紫外线照射强烈的环境下，需要更加完备紫外线防护。最后，任何因工作或业余爱好需要过度暴露于紫外线的人群，都应该使用紫外线吸收镜片，以消除或减少紫外线对角膜、晶状体或视网膜造成损伤的风险。

选择太阳镜类型取决于眼睛所处环境，大多数可见光太阳镜都是吸收型。舒适的光照强度约为 1370 cd/m²。在阳光照射充足的环境下，树荫下的强度就是适宜驾驶所需光强，可以通过公式来确定所需太阳镜的透射率：$\tau = \dfrac{1400 \text{ J/cd/m}^2}{L_v(\text{cd/m}^2)}$，其中 τ 是眼科镜片在可见光谱中的透射率，L_v 是太阳或其他光源的辐射亮度。

控制红外线的常用金属涂层主要包括银（Ag）、金（Au）、铝（Al）以及铜（Cu）。表 2.10 为紫外线、可见光和红外线部分，6 种不同常用光学涂层的数据。铝在整个光谱中拥有高反射率。银、金和铜能够透射约 60% 的紫外线，反射大于 98% 的红外线波长。银是一种在透射紫外线的同时，反射可见光谱和红外光谱的金属涂层。金和铜能够透射近 30% 的可见光谱，超过 60% 的紫外线，并反射除约 2% 以外的所有红外光谱。为了全面防护紫外线，应该在紫外线吸收基底上涂上镜面涂层。

表 2.10　金属涂层的反射率和透射率百分比

金属涂层	紫外线（220~380 nm）		可见光（380~750 nm）		红外线（750~5000 nm）	
	%R	%T	%R	%T	%R	%T
铝	92.5	7.5	911	8.9	93.4	6.6
银	39.8	60.2	97.5	2.5	99.3	0.7
金	35.5	64.5	69.5	30.4	98.7	1.3
铜	37.8	62.2	73.3	26.7	98.4	2.6
铑	71.6	28.4	79.1	20.9	87.9	12.1
铂	56.1	43.9	72.4	27.6	83.7	16.3

除了考虑光污染辐射波长外，还必须特别注意保护层的厚度。如果保护层过厚，可能会降低其反射率。为了提高反射率并保护反射镜，可以交替使用低折射率和高折射率的电介质膜。

3. 安全标准

眼睛对不同波长的光辐射有不同的反应和阈值，表 2.11 为 UVR、VIS 和 IR 辐射的眼部安全标准。

表 2.11　推荐标准

波段	波段	度量衡标准
UVB	290~315 nm	0.1 μW/cm²
UVA	315~400 nm	1 mW/cm²
可见光	380~760 nm	1 cd/cm²
近红外线	700~1400 nm	10 mW/cm²

对眼睛来说，最安全的光辐射是在适当的亮度和时间下的可见光。对于紫外线和红外线，特别是在高强度辐射的环境下，应当采取防护措施，如戴防护眼镜或使用防护设备。计算眼科防护镜片最大透射率的公式为 $\tau = \dfrac{E_1\ \text{W/cm}^2}{E_0\ \text{W/cm}^2}$，其中，$E_0$ 和 E_1 分别为光源辐射照度和推荐辐射照度。

太阳光辐射到达地球表面为 0.73 W/cm^2，亮度约为 30000 cd/m^2，其中紫外线、可见光和红外线各占 3%、44% 和 53%，辐射照度分别为 2×10^{-2} W/cm^2、0.32 W/cm^2 和 0.39 W/cm^2。地球上阳光的 UVB 辐射亮度为 0.0265×10^{-2} W/cm^2，UVA 的辐射亮度为 0.5222×10^{-2} W/cm^2。

对于可见光谱，太阳镜最大透射率是 33%。而对于太阳光下的 UVC，其最大透射率是 0.02%；对于阳光中的 UVB，其最大透射率是 0.038%；对于太阳光下的 UVA，其最大透射率是 18%；对于红外线，其最大透射率是 31.8%。

只要知道了光谱辐射照度，就可以对任何光源进行此类评估。透射率数据显示，尽管阳光中的红外线并没有达到有害的程度，但是到达地球表面阳光中的紫外线辐射确实需要我们采取一些保护措施。

第三章 电脑视觉综合征

电脑视觉综合征（Computer Vision Syndrome, CVS）或视频显示终端相关疾病（Visual Display Terminal, VDT）是一种与长时间使用电脑或其他数字设备有关的眼部和身体不适。这些不适可以包括视疲劳、视力模糊、眼睛干涩、头痛、颈部和背部疼痛等。

在狭义上，VDT疾病通常定义为由于长时间使用电脑导致的眼部疲劳和身体不适。这些症状可能会影响用户的工作效率和生活质量。在广义上，VDT疾病可以被视为一种与使用视频显示终端相关的职业病。这种职业病不仅包括眼部症状，还可能包括其他的身体症状，如神经衰弱综合征（包括焦虑、失眠、疲劳等）和肩颈腕综合征（也被称为重复性劳损伤，如肩痛、颈痛、腕痛等）。

无论是在狭义还是广义上，防止VDT疾病的关键都在于正确使用电脑和其他数字设备，定期休息和运动，以及保持良好的坐姿和视线位置。在必要时，也可以使用抗反射或滤蓝光的眼镜，以减少眼睛的压力。

一、VDT症状及特征

随着现代人生活方式和工作方式的变化，越来越多人在工作和生活中需要应用电脑。对于长期（每天大于6 h）使用视频终端者，半数以上的人会或多或少地出现一些VDT综合征表现：

（1）神经衰弱综合征通常有头疼、头晕、额头压迫感、恶心、失眠或噩梦、脱发、记忆力减退、情绪烦躁、性情忧郁、自主神经失调、妇科症状、身心异常、颜面红斑等症状。

（2）肩颈腕综合征通常为肩与颈酸痛、背痛、腰痛、有压痛、手和四肢麻木感、感觉异常及震颤的异常，如图3.1。长期使用手机对肩颈带来的危害，如图3.2。

（3）眼部症状表现为视疲劳、干眼症、眼部发痒、烧灼异物感、视物模糊、视力下降、眼部胀痛、眼眶痛、结膜炎或角膜炎、眼压升高、泪液质量有变化、泪膜破裂时间缩短、调节功能减退、视诱发反应（Visual Evoped Potential, VEP）电位异常、空间对比敏感度下降和立体视觉功能降低，如图3.3。

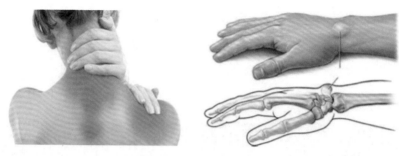

图 3.1　肩颈腕综合征

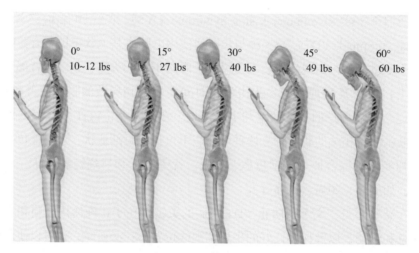

图 3.2　长期使用手机对肩颈的危害（1 lbs ≈ 0.45 kg）

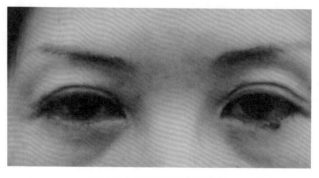

图 3.3　电脑综合征结膜炎

（4）其他症状有食欲减退、抵抗力下降、便秘，对内分泌系统产生一定的影响。

VDT 综合征造成眼睛不舒服，出现发红、充血、干涩、有异物感、分泌物多等症状。据研究显示在其所有症状中，眼部症状出现的概率最高（72.1%），然后依次是颈肩部（59.3%）、背部（30%）和手臂（13.9%）。计算机等显示终端正进入中国社会生活的各个领域，因此，及早认识和防范极为重要。

（一）辐射

VDT 中的电子器件和荧光物质决定了系统产生的电磁辐射（EMR）类型，具体内容见表 3.1。尽管阴极射线管（CRT）和电子电路可以产生低能 X 射线，但在各种检测中均未发现这种辐射。而荧光物质决定了从屏幕辐射出的是紫外线（UVR）还是可见光（VIS）。VDT 系统中使用的电子设备和荧光物质无法产生红外（IR）辐射。电子电路可能会产生射频（RF）辐射，而交流电源电路可能会引入超低频（ELF）辐射。通过适当的屏蔽措施，可以将这些频率降低到普通厨房电器使用时的辐射水平以下。

表 3.1　VDT 辐射测量和安全标准

辐射种类	辐射值	安全阈值
X 射线	—	2.5 mrem/y
UV	6.5×10^{-7} W/cm^2	1 mW/cm^2
VIS	11.6 cd/m^2	1.0×10^4 cd/m^2
IR	—	—
RF	—	—
电场	—	40 000 V/m^2
磁场	—	0.25 A/m^2

对 VDT 的电磁辐射进行测量明确表明，其排放的有害辐射完全符合国际标准，因此对用户的健康没有危害。

（二）闪烁和抖动

荧光物质的持久性和发光颜色对视觉舒适度和性能都非常重要。荧光物质被电子束激活后会立即开始衰减，为了保持图像稳定，需要对荧光物质进行重复激活。VDT 屏幕上的静态图像需要电子束周期性地激活荧光物质。不同荧光物质具有不同的衰减特征，这些特征可以根据需求来优化使用。例如，电视屏幕需要一种快速衰减的荧光物质，以防止在图像变化时出现模糊效果。而 VDT 则需要更长荧光寿命，这是因为屏幕上的图像相对静态。当衰减和激活速率匹配时，可以看到稳定且清晰的图像，但如果不匹配，图像的亮度就会出现增加和减少。这种 VDT 屏幕图像亮度缺乏稳定性的现象称为闪烁。

VDT 闪烁问题受到多个因素影响，其中包括屏幕大小、亮度和刷新频率。较大屏幕往往会导致更多的闪烁现象，同时高亮度屏幕也更容易引起闪烁。在某些情况下，当周围环境亮度较高时，感知的 VDT 闪烁问题会更加显著，可以通过降低周围环境亮度可以减少闪烁反射感知。

随着照射到视网膜上的光线减少，眼睛对闪烁的敏感度会降低；而 VDT 屏幕亮度的增加，眼睛对屏幕闪烁的敏感度也会增加。例如，当 VDT 屏幕亮度为 10 cd/m² 时，可能无法察觉到闪烁，但当屏幕亮度增加到 100 cd/m² 时，就会观察到闪烁现象。这是白底黑字（负对比）VDT 显示器的一个缺点。

首先，确保环境和 VDT 屏幕保持在最低但必须舒适的亮度，可以消除或降低闪烁感知。当屏幕亮度增加 10 倍时，可感知的闪烁频率大约会增加 10 Hz。这表明闪烁率与 VDT 屏幕亮度的对数之间存在线性关系。闪烁引起的亮度变化导致视网膜不同部分瞬间适应性的改变，这是影响视觉舒适度的重要因素之一。其次，选择具有合适荧光寿命和最小刷新率为 65 Hz 的电子产品，对于负对比度 VDT 显示器，建议使用 100 Hz 的刷新率。

抖动和闪烁是两个常常混淆的概念，但它们实际上是完全不同的现象。抖动是由于偏转电压不稳定而导致 VDT 屏幕上显示的字符位置发生变化。偏转电压的瞬时变化导致荧光物质在电子束的连续扫描过程中被激活的位置略有差异，因此显示的视频符号位置会发生变化。偏转电压是时间相关的，并导致屏幕不同位置的亮度随时间而变化。

目前尚无抖动的测量标准，但抖动的校正主要通过电子电路手段来进行。通过调整视频偏转电压的稳定性和准确性，可以减少抖动现象。此外，电子电路的改进和优化也可以对抖动进行校正，以确保 VDT 屏幕上显示字符位置稳定和准确。尽管目前缺乏明确的测量标准，但抖动研究和解决方案仍然是 VDT 技术发展中的重要领域。

（三）颜色

VDT 显示的颜色是由荧光物质或其组合所决定的。尽管荧光物质可产生多种颜色，包含多种波长，但每种荧光物质都有一个主导颜色。在选择视频显示器的颜色时，有两个主要问题需要考虑。首先，需要确保字符颜色和背景颜色之间具有足够的色彩对比度，在各种条件下都能清晰地看到字符，适当对比度可以提高字符可读性和识别性。其次，需要关注眼睛对颜色在视网膜上进行清晰聚焦能力。视网膜对不同颜色光线有不同的对焦能力，因此确保显示器颜色准确性和清晰度可以减轻眼睛疲劳和视觉不适的发生。

因此，在选择显示器时，需要综合考虑色彩对比度和视觉聚焦的因素，以确保字符清晰可见并提供舒适的视觉体验。还需要确保屏幕的颜色均匀且一致，以避免色彩失真和视觉疲劳。在选择显示器时，建议选择具有广色域和较高色彩深度的显示器，以获得更准确的颜色性能。这需要依靠科学的色彩管理和调整技术，以使显示器颜色符合人类视觉感知的要求。

VDT 屏幕上的字符颜色是与其他办公任务相比，区分 VDT 任务的一个主要特征。在考虑 VDT 显示的字符颜色问题时，需要考虑眼睛的色差与调节刺激的相关性。色差是人眼光学固有属性导致红光焦点在视网膜后，而蓝光焦点在视网膜前（图 3.4 a）。在调节放松情况下观察远处的物体，波长约为 680 nm 的红色光聚焦在视网膜上，但如果观察蓝绿色物体，需要 2.50 D 的屈光差异，蓝 – 绿 – 红颜色之间的色差约为 0.9 D（图 3.4 b）。

　　当焦点位于视网膜后方时，视网膜图像离焦效应是促使调节的主要刺激，但是只有适度的离焦（小于 1.25 D）才能引发眼睛调节。因此，眼睛调节作用是光线离焦和视网膜成像模糊共同刺激的结果，但色差离焦作用对眼睛调节的刺激反应尚不十分明确。

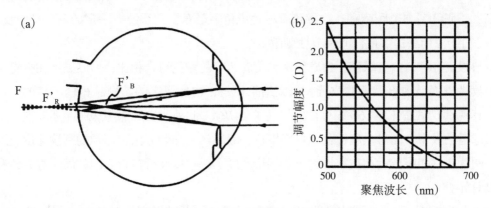

图 3.4　a. 眼球色差示意图，其中蓝光和红光的焦点分别位于视网膜前和后。b. 不同波长聚焦在视网膜上所需的调节

　　VDT 屏幕使用距离通常为 50 ~ 70 cm，假设忽略瞳孔大小对调节的影响，晶状体需要进行调节保持清晰视觉，范围为 1.40 ~ 2.00 D。VDT 黄绿色字符波长在 550 ~ 570 nm，从绿色过渡到黄绿色，为保证这些字符在视网膜上清晰成像，需要 1.00 ~ 1.25 D 的调节。那么 VDT 使用人为保证视网膜上清晰成像只需要动用 0.40 ~ 0.75 D 的调节，而非传统意义上的 2.00 D。这意味着使用人必须改变正常的调节 – 辐辏关系，以实现清晰的视觉成像感知。VDT 多色彩与常规黑白印刷品所形成的调节 – 辐辏关系存在冲突，使用者在视觉舒服度方面可能会遇到困难。

　　老年人由于眼睛生理性调节力下降，很难完成对彩色物体的清晰成像，通常需要佩戴老花镜来提高近用视力。在可见光谱中红颜色字符在老年人的视网膜上形成焦点最为困难。如果 VDT 屏幕中字符的颜色与背景颜色完全不同，老年人可能会面临更多的视觉困难，这是由于色差引起的离焦所致。

　　因此，对于老年人来说，正确选择合适镜片和恰当屏幕背景颜色设计至关重要，这有助于保持清晰视觉和提高舒适度。通过考虑老年人的特殊需求和视觉能力，可以选择适当的镜片来纠正他们屈光问题，并通过设计适当屏幕背景颜色，减少色差引起的视觉冲突，帮助老年人更好提高视觉舒适度和效果。进一步的研究应该致力于提供老年人友好的 VDT 界面和可视化设计，以满足他们特殊的视觉需求，并改善他们的数字体验。

在 VDT 屏幕颜色的选择方面，负对比度的白底黑字（B/W）VDT 图像相较于正对比度的黑底白字（W/B）图像能够提供更清晰的图像。此外，B/W 或 W/B 图像相对于绿色、黄橙色、蓝色和红色的 VDT 字符来说，都表现出更佳的视觉效果。利用视觉诱发电位（VEP）技术分别对比了 VDT 生成的红、绿、蓝图像和黑白图像在视网膜上的焦点，用于评估其对视网膜的刺激。研究结果表明，黑 / 白图像产生的 VEP 振幅最大，其次是黑底绿字、黑底红字和黑底蓝字。这意味着尽管彩色字母对视觉系统有一定的调节刺激反应，但黑 / 白图像能够提供最佳的调节性刺激。

与绿底红字、白底绿字、白底蓝字和黄底蓝字的颜色组合相比，白底黑字在视觉效率和可读性方面呈现出显著的改善。研究结果显示，白底黑字的印刷品相较于其他颜色组合，其视觉效率提升了 16%，可读性提高了 14.7%。此外，白底黑字印刷品还表现出更高的眼球运动效率。而对黑底橙色、白底橙色、绿底红色和紫底黑色图像的阅读速度显著下降。阅读速度和眼球运动在字母大小、字母宽度、行宽以及行与行之间的间隔等方面存在明显差异。

这些研究对于 VDT 界面的设计具有重要意义，可以提高视觉效率、可读性和用户体验。通过采用白底黑字的颜色组合，并优化字母大小、间距和布局等因素，可以改善 VDT 上的文本呈现效果，使其更符合人眼的视觉特性和需求。未来可以进一步研究不同颜色和亮度条件下的调节反应，以更好地理解 VDT 屏幕的视网膜焦点调节机制，以全面了解和优化 VDT 界面的设计。

一些人持续使用 VDT 后会有后像现象，后像与显示颜色呈互补颜色（如蓝 / 黄、绿 / 红、绿 / 紫和红 / 蓝），其对空间是敏感的，这种现象被称为互补色视症。对颜色敏感的人通常会受到比较严重的影响，同时与大型物体相比，这种现象较易发生在小型物体上，具有明显的空间敏感性。例如观看绿色文字后，敏感的人会在小物体周围看到淡红色或粉红色的边缘，这种附加的颜色边缘甚至可能延伸出 VDT，持续时间可长达为 2 h 甚至数小时。

这种后像严重的人通常伴有轻度红绿色弱症状，而长期使用 VDT 但没有发现色觉问题的人通常为正常色觉。这些研究揭示了使用 VDT 时一些人可能面临的色觉问题，同时强调了个体差异的重要性。因此，在 VDT 界面设计中采用适当的颜色选择和调整，以最大限度地减少色觉问题的出现，将有助于提高使用者的舒适性和效率。

在 VDT 使用中，首选的颜色组合是白底黑字，而彩色只在需要显示彩色图形时才使用。这种选择有以下几个原因：首先，白底黑字组合可以实现更准确的视网膜聚焦，从而提高视觉效率和字母的可读性。其次，它能够促进更有效的眼球运动。最后，这种组合可以将色视症现象降到最低甚至消除，从而解决了与年龄相关的色差问题。

此外，白色或灰色背景的选择可以减少眩光问题，因为相比于黑色背景或深色环境，白色或灰色背景更容易吸收周围环境的光线，减少镜面反射的影响。

（四）环境与 VDT 亮度

环境照明因素是导致 VDT 对比度降低和眩光问题的主要原因。这是因为大多数 VDT 的使用环境是为审阅、秘书工作、其他办公任务等设计的布局和照明。而在 VDT 区域中需要考虑 4 个关键环境特征：光源光谱分布、使用时间、强度及空间方位。光源的光谱分布和使用时间对 VDT 的干扰较小，而光源强度和空间方位则需要根据 VDT 区域和非 VDT 区域的需求进行调整。确保适当的照明可以帮助减少对比度和眩光，为用户提供更加舒适和高效的 VDT 体验。

非 VDT 工作区的环境照明要求为 $500 \sim 1000 \, cd/m^2$，而最佳的 VDT 环境照明要求应为 $200 \sim 500 \, cd/m^2$，优选为 $350 \, cd/m^2$。为了减少反射和眩光，VDT 亮度应保持在 $75 \sim 150 \, cd/m^2$ 内。周围环境亮度不应超过 VDT 的平均亮度，且不应低于 1/10。尤其重要的是，应该避免在强光环境下使用 VDT，这是因为视野内亮度的局部剧烈波动会引起视觉系统短暂失明，这种现象叫作瞬时适应。

对于 VDT 中文字亮度应大于 $20 \, cd/m^2$，图形亮度应大于 $30 \, cd/m^2$。VDT 显示内容与背景之间的亮度比应为 $1 : 15 \sim 1 : 30$，VDT 平均亮度与环境背景亮度对比度应为 $3 : 1 \sim 4 : 1$，可以避免瞬时适应引起的不适感。增加图表与背景之间的对比度可以提高易读性，主观上负对比度显示更受欢迎且易读性更好。

以下为优化环境背景和减少眩光的方法：①非 VDT 亮度应为 $300 \sim 500 \, cd/m^2$；②VDT 亮度应为 $75 \sim 150 \, cd/m^2$；③环境背景应等于但不低于 VDT 亮度的 1/10；④附近的窗户上安装百叶窗、遮阳篷或漫散射薄膜；⑤重新优化照明光源的位置；⑥使用间接照明；⑦使用强度可调的光源；⑧光源与 VDT 平行放置，避免屏幕对光源反射成像；⑨避免光源直射 VDT；⑩使用弥散光源。

二、VDT 对人体的危害

VDT 综合征主要是指长时间使用显示终端设备（如电脑、手机等）而引发的一系列健康问题。这些问题涵盖了视觉、肌肉骨骼和精神健康等多个方面：

（1）视觉问题：长时间盯着显示屏幕可能会导致眼睛疲劳，引发干眼症、近视、视力下降等问题。这被称为电脑视觉综合征（CVS）。

（2）肌肉骨骼问题：长时间保持同一姿势使用电脑可能导致颈部、背部、手腕等部位的疼痛和不适。这可能包括颈椎病、腱鞘炎（如"鼠标手"）、下背痛等。

（3）精神健康问题：过度使用电脑和互联网可能会影响人的情绪和精神状态，可能会引发焦虑、抑郁、睡眠等问题。长期过度使用还可能导致互联网使用障碍等问题。

（4）电脑是低频电磁辐射，对人体伤害以非热效应和刺激为主要作用，受害程度与接受辐射的积累剂量有关。

（5）对人体神经系统功能、免疫系统功能、循环系统功能和生命发育功能等产生影响。

（6）伤害作用对不同人群有差异，妇女、少年儿童、老年体弱者为敏感人群，特别对胎儿损害更大。

（7）其他问题：长时间坐在电脑前可能会导致生活习惯不健康，如缺乏运动、不规律的饮食等，这可能会导致肥胖、心血管疾病等问题。

为了减轻 VDT 综合征的影响，建议定时休息和活动、保持良好的坐姿，确保充足的照明，也可以考虑使用眼睛保护设备，如抗蓝光眼镜等。防辐射眼镜片的原理，镜片表面上为多层防辐射电导体膜，使得膜层前后表面不同波长电磁波产生干涉相消，及吸收正电核能，达到防辐射和减少辐射效果。如果已经出现健康问题，可能需要寻求医生的帮助。

（一）临床表现

1. 视力调节灵活性下降

一般近距离工作都会产生集合疲劳。视频终端操作者视觉疲劳症状明显高于一般近距离阅读，因为除了近距离工作本身调节和集合之外，视频终端有着与书本等界面不同的性质，其光照强度和刷新频率及眩光效应等均可对调节产生一定干扰因素。视频终端是自发光显示器，它们显示因素包括亮度、对比度、颜色、字体大小和间距等，均会影响操作者的行为，造成不同效果。它们的物理特性，如闪烁、清晰度不佳、亮度不均匀或不稳定，也会对视觉系统产生不良影响。周围环境因素还会造成视频终端眩光，产生视觉混淆现象。这些均可能对阅读者的调节行为产生影响，并产生集合疲劳。视频终端操作者通常比一般办公室人员有更多的眼疲劳、头痛、视觉模糊等主诉。

2. 固视能力下降

因用眼超负荷、特定刺激源单调，而出现中枢神经系统反应及机能下降，影响视觉的效率，致眼疲劳或加剧其症状。电脑荧光屏由小荧光点组成，人们在电脑前工作时，操作者的眼睛在显示器、文件和键盘之间频繁移动，双眼不断地在各视点及视距间频繁调解，以保证视物清晰。时间过长，眼肌会过于疲劳。电脑荧光屏发出的紫外线、红外线、射线、超低频等也会对眼睛产生强烈的刺激，引起眼睛干涩、疲劳、视物重影、视力模糊甚至头颈疼痛等症状，加上视屏的闪烁、反光和炫目，致使三叉神经或视神经受到影响，进而对眼睛造成伤害。

3. 引发干眼症

操作时，瞬目次数减少，故通过眼睑的作用将泪液均匀分布于角膜表面的功能降低，泪液蒸发增加，加之使用者多处于空调环境中，室内相对湿度低，从而又加重了泪液的蒸发，患者可出现眼部干燥不适，严重者可发生角膜炎或结膜炎。干眼症还会由于眼表泪膜

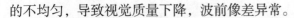

的不均匀，导致视觉质量下降，波前像差异常。

4. 肩颈腕综合征

颈部及腰背部，颈部转动常有声响，容易"僵颈"，有硬块、压痛感，局部有刺痛感。严重时，头痛、视力模糊、注意力减退，上肢有麻痹及疼痛等神经受压现象。腱鞘炎，长期使用键盘、鼠标，手指不停地打字或滑动，长时间重复同一动作及摩擦，引起腱鞘厚化和发炎即腱鞘炎，一活动就会剧痛及局部出现肿胀。

腕管综合征，使用键盘，手腕向上提起，令腕管变得狭窄，上手部的屈指筋腱不断在腕管内滑动引起腕管综合征，表现为由于手部神经及血管受压，导致手部容易麻痹甚至出现肌肉萎缩。VDT 操作时，大多数时间坐着工作，时间过长下肢的血液循环差双足麻痹。长期交叠双足，踝部或膝部韧带过于疲劳，容易造成拉伤。

5. 神经衰弱综合征

视频显示终端疾病（VDT）可能导致一种称为神经衰弱综合征的疾病，这是一种身体和精神疲劳的病症，主要表现为持久的精神和身体疲劳、注意力不集中、记忆力下降、睡眠不佳以及心理压力。VDT 引起的神经衰弱主要原因是长时间使用电脑需要大量的视觉和认知集中，这可能导致大脑过度劳累，引起神经衰弱。防止 VDT 引起的神经衰弱的策略主要包括定时休息，适当运动，改善工作环境，以及学习应对压力的技巧。

（二）产生 VDT 的原因

产生视频显示终端疾病（VDT）的原因主要可以归为 3 类：屈光和调节原因、眼表原因，以及外部环境原因。以下是对这些原因的分析：

（1）屈光和调节原因：长时间使用电脑或其他显示设备，需要眼睛进行持续的调节和聚焦，这可能导致视疲劳和其他视觉问题。特别是对于那些未矫正的屈光不正（如近视、远视、散光）和未矫正的老视（调节力下降）的人来说，他们可能更容易受到VDT 的影响。

（2）眼表原因：使用电脑时，人们的瞬目率通常会降低，这可能导致眼表干燥和眼部不适。此外，其他眼表问题，如角膜接触镜的使用，睑板腺功能障碍，以及其他全身性疾病和药物的影响，也可能增加 VDT 的风险。

（3）外部环境原因：电脑显示器的亮度、闪烁和文字密集度都可能导致视觉不适。此外，长时间保持同一姿势，或是频繁地从电脑荧屏、文件和键盘间转换视线，也可能导致身体和视觉疲劳。工作环境的其他因素，如室内的温度、湿度、灰尘，以及荧屏和周围环境亮度的反差，也可能对 VDT 产生影响。

在预防 VDT 时，我们需要考虑到所有这些原因，并针对性地进行调整。这可能包括适当地调整显示设备的设置，改善工作环境，定期休息和运动，以及在必要时使用眼部保护设备和调整视力矫正。

三、预防

评估视频显示终端（VDT）用户的临床诊断确实是一个挑战。VDT 相关的问题涉及许多复杂的交互因素，包括个人的生理和心理状态，视力状况，工作环境，甚至生活习惯和工作习惯。这使得科学研究的设计和实施变得非常复杂。

众多研究都证明，与非 VDT 使用者相比，VDT 用户在视觉不适和相关的身体症状上表现得更为明显。长期接触视频显示终端（例如电脑显示屏）的人群，常常会遭受到眼睛疲劳、眼痛、灼热感、眼泪过多、眼痒和视力模糊等症状的困扰。根据研究，VDT 使用者中有高达 50% 的人曾感受到眼睛疲劳，然而在非 VDT 使用者中，这一比例仅为 33%。这一数据进一步突显了 VDT 使用与视觉不适之间的关联。

研究还发现，与非 VDT 工作者相比，VDT 工作者的工作压力通常更大。同时，随着 VDT 任务复杂性的降低，视觉问题也有所减轻。这表明，VDT 使用的压力和工作要求可能是导致视觉和身体问题的重要因素。有趣的是，研究并未发现佩戴眼镜和佩戴隐形眼镜的 VDT 使用者在视觉问题上有显著差异。这可能意味着视觉不适的问题更多地与 VDT 使用的方式和频率，以及工作环境和个人习惯等因素有关。

除了视觉问题，VDT 使用者还常常报告有颈部疼痛和不适，以及头痛和恶心等问题。有研究显示，这些症状在 VDT 使用者中的发生率显著高于非 VDT 使用者。

颈部不适与使用 VDT 工作站的人体工程学设计和不合适的眼镜佩戴密切相关。为了实现最优的舒适度和工作效率，VDT 工作站需配备一套完全可调整的家具系统，如图 3.5。椅子的高度、前后位置，以及背靠和坐垫的角度都应具备调整功能，以确保用户达到最佳的舒适感。用户双脚应平放在地面上，保持正确的坐姿。此外，键盘和 VDT 显示屏也需具有可调节性：键盘与显示器应独立分置，其位置可根据需要进行水平或垂直方向的调节，以获得最佳的打字姿态。VDT 显示器的位置则应根据使用者的舒适视距进行个性化调节。

VDT 使用者与显示器的一般距离通常为 50~70 cm；显示屏顶部应低于使用者的水平视线 10°~15°，底部不低于水平视线 40°。因此，对于使用距离为 50 cm 的用户而言，显示屏顶部应在水平视线下方约 18 cm 的位置，同时，显示屏应保持大约 10° 的倾斜角度。这样一套全方位可调整的 VDT 工作站家具设计，能有效提高工作的舒适度和效率。

佩戴适合 VDT 使用的眼镜，也能缓解颈部不适。VDT 使用人员的颈部不适可能是由于长时间不自然地抬高下巴，不断地将头转向 VDT 的一侧以阅读文件，然后再转向另一侧导致的。有两个建议可以缓解这个问题。第一，可以在 VDT 的两侧放置一个文本／屏幕支架，并从每一侧交替查看文件／屏幕；第二，建议是将文本／屏幕支架放在屏幕和键盘之间的中心，这样就不用长时间频繁转动头部了。

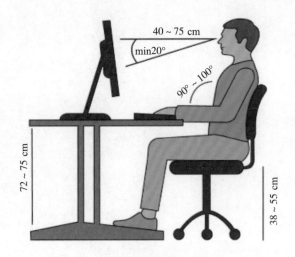

图 3.5　VDT 工作台标准坐姿示意图

以下是预防 VDT 综合征的意见和方法：

（1）避免长时间连续操作电脑：每隔 1 h 左右休息 10 ~ 15 min，休息时或是看看窗外的绿树或远景，或是做眼保健操，使眼睛充分放松。

（2）要保持良好的工作姿势：双眼平视或轻度向下方注视屏幕，这样可使颈部肌肉放松，并使眼球曝光于空气中的面积减小到最低。不要躺着看手机以及在移动的物体（如行驶的车辆）上看手机。

（3）如果出现眼睛干涩、发红，有灼热感或异物感，眼皮沉重，视物模糊，甚至出现眼球胀痛或头痛，则要立即停止操作电脑和看书学习，休息一段时间，注意休息，保证充足的睡眠。

（4）定期体检，发现眼病尽早治疗。如有近视、远视、散光等屈光不正，要在医生指导下戴镜矫正。眼睛胀痛、流泪等症状明显时，应及时排除青光眼、角结膜炎等眼病。

（5）菊花对治疗眼睛疲劳有很好疗效，除了涂抹眼睛可消除浮肿外，还可泡菊花茶来喝，能消除眼睛疲劳症状，每天喝几杯菊花茶，对恢复视力也有帮助。菊花茶中加入枸杞，泡菊杞茶，也可以改善眼睛不舒服。另外，还有一种形状像黑色米粒的决明子，煮成茶汁来喝，也是一种很好的护眼饮料。

第四章　光污染

近年来，环境污染日益加剧。无数悲剧的发生，让人们越来越认识到环境对人类生存健康的重要性。人们关注水污染、大气污染、噪声污染等，并采取措施大力整治，但对光污染却重视不够。其后果就是各种眼疾，特别是近视比率迅速攀升。光是人类活动最基本的环境要素，没有光，人们的工作、学习、生产、生活就无从谈起，由此可见光是有益的。只有当光线过强或不适当地进入人眼睛形成耀眼眩光时，它才被称为污染。因此，作为视光工作者应该为人类提供一个良好的学习、生活和工作的光环境，尽量避免光污染的干扰。

一、光环境及光污染

光环境是光与颜色建立的生理和心理环境。分为室外光环境和室内光环境。室外光环境是在室外空间由光照射而形成的环境，功能上要满足物理、生理（视觉）、心理、美学、社会（节能、绿色照明）等方面的要求。室内光环境是在室内空间由光照射而形成的环境，功能上要满足物理、生理（视觉）、心理、美学、人体功效学等方面的要求。

光污染是指过量的光辐射对人类生活环境和生产环境产生的负面影响，表现出以下几个特点：①瞬时性，光污染是一种即时的现象，一旦光源停止或减弱，光污染现象立即消失，没有残留物质或积累效应；②局部性，光污染程度随着距离的增加而逐渐衰减。在光源附近的区域受到的光污染程度更高，而距离光源较远的区域则受到的影响较小；③主观性，对光污染的判断与个体的感受和主观体验密切相关。不同人对光的敏感程度和对光污染的容忍度各不相同，因此对光污染的评估可能存在主观差异。

光污染在不同的国家和地区有着不同的称谓。因此，又称作光干扰、光害、噪光等。

光干扰指有害的人工光对人或生物的正常活动造成干扰的现象。分为溢出光干扰和眩光干扰。溢出光干扰是指邻近的直射光或反射光超出了本来应该照亮的范围，而照亮其他事物的现象。眩光干扰主要来源于视野中直接看到刺眼的光，因为很难避免亮光对注意力的吸引，所以会扰乱正常的关注对象。

（一）光污染的分类

根据不同的特征和影响方式，光污染可以分为以下 4 类：白亮污染、人工白昼、彩光污染和眩光污染。

1. 白亮污染

阳光照射强烈时，城市建筑物上的装饰如玻璃幕墙、釉面砖墙、磨光大理石、涂料引起光线反射，明晃白亮、炫眼夺目。其危害可造成视网膜、虹膜损伤，视力急剧下降。

进入 21 世纪，玻璃幕墙作为一种新型的装饰材料，正越来越多地被广泛使用。不少豪华写字楼、商场、酒店的外装饰就采用了大面积的玻璃幕墙。然而，在这些建筑物美观、华丽的外表背后，却对人类的健康隐藏着许多危害。

据科学测定，一般白粉墙光反射系数为 69% ~ 80%，镜面玻璃光反射系数为 82% ~ 88%，特别光滑粉墙和洁白书簿纸张的光反射系数高达 90%，比草地、森林或毛面装饰物面高 10 倍左右，这个数值大大超过了人体所能承受的生理适应范围，构成了现代社会新型污染源。

专家预计，由光污染引发的视环境保护技术的研究、开发护眼产品等将会是 21 世纪的一大热点，并逐渐形成一个前景广阔的新兴产业，进而产生巨大的经济效益和社会效益。

2. 人工白昼

夜间广告灯、霓虹灯闪烁夺目，强光束直冲云霄，使得黑夜如同白昼。其危害入夜难以入睡，扰乱人体正常生物钟，致使白天工作效率低下。人体在光污染中最先受害的是直接接触光源的眼睛，光污染会导致视疲劳和视力下降。人如果长期接受这种照射，可诱发流鼻血、脱牙、白内障，甚至导致白血病和其他癌变。人工白昼光源让人眼花缭乱，不仅对眼睛不利，而且干扰大脑中枢神经，使人感到头晕目眩，出现恶心呕吐、失眠等症状。

最近，意大利和美国的科研小组通过研究全球居民区和工业区光污染卫星资料后发现，全球有 2/3 地区居民看不到星光灿烂的夜空，尤其在西欧和美国，高达 99% 的居民看不到星空。在我国，这种情况也不同程度地存在着，并有愈演愈烈之势。

3. 彩光污染

彩光污染具体是指舞厅、夜总会、夜间游乐场所的黑光灯、旋转灯、荧光灯和闪烁的彩色光源发出的彩光所形成的光污染，其紫外线强度远远超出太阳光中的紫外线。

随着人们追求时尚，对生活质量的高要求，夜生活已逐渐成为人们生活中不可缺少的一部分。到了夜间，各种娱乐场所人头攒动，热闹非凡。商业街的霓虹灯、灯箱广告和灯光标志等越来越多，规模也越来越大，亮度越来越高，从而加速了彩光污染形成，尤其是作为夜生活主要场所的歌舞厅中，人们在尽情享受着音乐节奏的快乐时，任凭五颜六色的彩光挥洒在身上，刺激着自己的神经和视觉，却忽视了身心健康也在欢乐中慢慢透支。

彩光污染影响人的心理健康，通过光谱光色度效应测定显示，光谱光色度数值越高对人身心影响越严重（表4.1）。据测定，黑光灯可产生波长为250～320 nm紫外线，其强度大大高于阳光中紫外线，人体如长期受到这种黑光灯照射，有可能诱发鼻出血、脱牙、白内障，甚至导致白血病和癌症（图4.1）。这种紫外线对人体的有害影响可持续15～25年。旋转活动灯及彩色光源，令人眼花缭乱，不仅对眼睛不利，而且可干扰大脑中枢神经，使人感到头晕目眩、站立不稳，进而出现头痛、失眠、注意力不集中、食欲下降等症状。歌舞厅的霓虹灯的闪烁灯光除有损人的视觉功能外，还可扰乱人体的内部平衡，使体温、心跳、脉搏、血压等变得不协调，引起脑晕目眩、烦躁不安、食欲不振和乏力失眠等光害综合征。荧光灯照射时间过长会降低人体的钙吸收能力，导致缺钙。

表 4.1　光谱光色度效应对心理的影响

光色度值	100	152	155	158	187
颜色	白色光	蓝色光	紫色光	红色光	黑色光

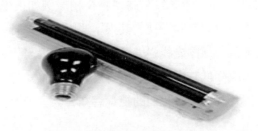

图 4.1　黑光灯

4. 眩光污染

当不恰当地使用光源和灯具或光环境令人不舒适而形成眩光时才使光成为污染，因此应称之为"眩光污染"。由于视野中亮度分布或亮度范围不适宜，或存在极端的对比，以致引起不舒适感觉或降低观察细部或目标的能力的视觉现象，称为"眩光"。

（二）光污染的影响因素

1. 光污染源：人工光源。

2. 反射光：由入射光强度和反射物性质决定。不同材料反射率不同；反射率与反射物表面粗糙程度有关；同样材料，颜色不同，反射率不同。

（三）光污染的危害

1. 破坏夜空环境，影响天文观测。

2. 干扰人的生物节律，危害人体健康。

3. 对动植物产生影响。

4. 对交通产生影响。

5. 对城市环境和气候产生影响。

（四）视觉环境中的光污染

1. 室外视环境污染：建筑物外墙。

2. 室内视环境污染：室内装修、室内不良的光色环境。

3. 局部视环境污染：书本纸张、某些工业产品。

二、对比度

视觉感知的基础来源于光照，倘若无光将无法察觉周遭的事物。在临床医疗和职业环境中，对视力的评估或监测显得尤为重要。不同视力水平所需要的亮度也不同，要达到 20/20 的 Snellen 视觉敏锐度，光的强度必须至少达到 0.5 logcd/m^2。

视觉感知的核心是当视野中某个物体与背景明暗形成明显的强度对比时，导致视网膜图像中光强的变化形成对比度，我们才能够区分物体与背景。如果物体缺乏足够的光线，或者环境中完全没有光线，都可能导致眼睛视物模糊。例如夜晚我们只能看清约 0.67 m 处的物体，这种现象被称为夜间空间近视，其根本原因在于视野中缺乏对比度。

只有眼睛屈光系统正常、周围光线强度适中、对比度得当、无眩光时，视觉感知才能达到最佳状态。如果破坏或降低其中任何一个要素，视觉感知势必受到影响。光线、对比度和眩光之间的相互作用共同影响着我们的视觉感知，为了确保良好的视觉效果，需在这些方面都给予足够的关注。

尽管各种物理参数极其重要，但对视觉感知的评估不能忽视个体的心理和生理状态。注意力的集中、对特定刺激的期望以及对重复刺激的习惯化等因素同样在视觉感知中起到关键作用。即使所有环境参数都一样，但如果观察者未能注意力集中也会看不到关键信息。因此，评估视觉感知时，必须综合考虑观察者主观调节和测试环境客观调节等多方面的因素。

通常情况下，我们之所以能够识别物体是因为它们在亮度或颜色（或者两者的结合）上与背景有所差异。当物体与背景之间的亮度存在显著差别时称这种现象为对比度，或更准确地说是亮度对比度。颜色对比度则是用来描述物体与其背景在色彩上存在显著差异的情况，对比度明显的物体更容易被我们识别和分辨。

（一）亮度对比度

假设在屏幕上投影一个小光斑，在不同屏幕背景亮度下观察小光斑，小光斑之所以可见，是因为它与背景形成了对比，称为亮度对比度，可表示为 $C=\dfrac{L_o-L_b}{L_b}$，其中 L_o，

L_b 分别代表物体和背景亮度。对于比背景暗的物体（即负对比度），对比度的范围通常是 0 ~ 1。而对于比背景亮的物体（正对比度），对比度的范围是 0 ~ ∞。当测量对比度阈值时，无论物体是比背景暗或亮，对比度阈值的值是相同的。通过测量和计算对比度能够定量评估物体与其背景之间的亮度差异，从而深入理解视觉感知和视觉系统的工作原理。

对比度公式已经得到广泛应用，通过对比度的倒数来计算能见度或相对能见度，公式可表示为：$Relative\ visbility = \dfrac{1}{C}$，即指在给定视觉任务中能够清晰看到目标的能力。通常情况下，较高的对比度对应着更好的能见度，而较低的对比度则对应着较差的能见度。

通过测量和计算对比度能够量化物体与背景之间的亮度差异，并进一步研究其对视觉感知和视觉系统的影响。这对于设计视觉显示系统、优化图像质量以及提高视觉任务的执行效果具有重要意义。

最后，调制函数适用于周期性图案或目标，如正弦波光栅、方波光栅或具有最大和最小亮度的光栅，公式为：$M = \dfrac{L_{max} - L_{min}}{L_{max} + L_{min}}$。其中，M 是调制系数，$L_{max}$ 是光栅图案的最大亮度，L_{min} 是光栅图形的最小亮度。

近年来，对比度灵敏度已经被广泛用来描述眼睛对于特定调制图案的感知能力，逐渐取代了调制灵敏度的概念。调制灵敏度是指眼睛对于空间或时间上的调制变化的敏感程度。过去，调制灵敏度常用于描述眼睛对于图像中空间频率或时间频率的感知能力。然而，随着研究的深入和技术的进步，研究者们发现，对比度灵敏度更能准确地反映眼睛对于调制图案的感知能力。

对比度灵敏度指的是眼睛对于不同对比度级别的调制图案的感知能力，其表达式为：$Modulation\ sensiticity = \dfrac{1}{M}$。通过测量不同对比度水平下观察者对于调制图案的辨别或检测能力，可以得到对比度灵敏度曲线。对比度灵敏度曲线显示了在不同对比度条件下，观察者对于调制图案的感知敏感程度。使用对比度灵敏度来代替调制灵敏度能够更准确地描述眼睛对于调制图案的感知能力，这对于视觉研究和应用有着重要的意义。

对不同年龄阶段的人进行视力和对比度研究，背景亮度变化范围为 0.034 ~ 34 cd/m²，对比度变化范围为 11% ~ 95%。当背景亮度为 34 cd/m² 时，年轻与部分老年受试者的视力测量结果相似，但大多数年轻受试者的表现优于老年受试者。然而，随着背景亮度降低至 0.34 cd/m² 和 0.034 cd/m²，年轻受试者的表现明显优于老年受试者。年龄较大老年人在 0.034 cd/m² 低背景亮度条件下无法进行实验。此外，当测试字母的对比度降至 30% 以下时，视力迅速下降。具体而言，60 岁的受试者需要增加 25% 的对比度才能在与 20 岁受试者相同亮度下看清相同的目标。

老年受试者的视觉表现与年轻受试者存在差异，老年受试者在低对比度和低光照条件下的视觉能力明显下降，需要更高的对比度才能达到与年轻受试者相同的视觉能力。

（二）色彩对比度

视野中的物体通常呈现彩色而非黑白。感知颜色涉及 3 个属性：亮度描述刺激的强度；色调描述刺激的光谱组成或主要波长；饱和度描述相对于白色成分的色调或色彩的强度。在不影响其他属性的情况下，很难只改变颜色感知中的单一属性。例如，如果亮度变化很大，可能会同时影响饱和度和色调。

色彩对比度是指由于物体与背景色调差异而引起物体可见性的度量。当物体与背景在亮度上相似但在颜色或色调上不同时，色彩对比度起到了关键作用。它衡量了颜色差异对视觉感知的影响，对于理解彩色物体的辨识和辨别具有重要意义。

色彩对比度无法通过亮度对比度来预测，因为即使亮度相同，两种颜色之间可能存在差异。当色彩对比度的值达到亮度对比度的 20% 时，就会产生明显的可见性。需要注意的是测量的亮度可能无法等效代表感知亮度。例如测量值为 10 cd/m^2 的红光，但它在视觉上不如 10 cd/m^2 的绿光明亮。

色彩对比度的定义和研究较为困难，因为影响色彩的因素很多如亮度、色调、饱和度、后像、适应力、空间关系和视野中的位置等。因此，色彩对比度的研究需要考虑到多个因素的复杂相互作用，以全面理解彩色视觉现象和对比效应。但相对于并列的彩色物体，可以归纳总结出以下结论：

（1）高亮度或低亮度的并列物体，在视觉上看起来比分开观察更明亮或更暗。

（2）具有高或低饱和度的相同色调与非彩色物体并列相比，会具有更高或更低的色彩对比度。

（3）锐利的轮廓或边界可以增加两个区域的饱和度或亮度。

（4）高亮度对比度往往会降低色彩对比度，而相同亮度情况下，其色调对对比度的影响最大。

这些结论指出了彩色物体在视觉上的特性和相互关系，揭示了彩色对比度和亮度对比度之间的相互影响，以及颜色饱和度和轮廓的重要性。这些观察结果有助于更好地理解彩色物体的视觉感知和视觉效果。

对比度是指物体与物体背景之间的差异性，其大小取决于颜色差异、明暗差异。对比度是一幅图像中明暗区域最亮的白与最暗的黑之间不同亮度层级的测量。差异范围越大，则对比度越大；差异范围越小，则对比度越小。当对比度为 120∶1 时，容易显示生动丰富的色彩；当对比度为 300∶1 时，可以显示各阶的颜色，如图 4.2。

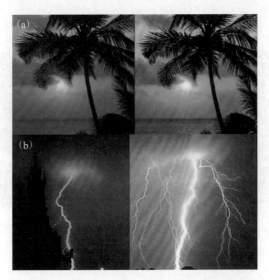

图 4.2　a、b. 不同对比度情况下对比照片，对比度越高物体细节越清晰

三、眩光

眩光是另一个与对比度有着密切关系的因素，眩光通常与不适、视觉质量降低、过亮等修饰词连用，但其最精准的定义应当与"对比度"一词相对立。眩光仅仅是指视野内任何的光源或光线，如果它们引发了视觉不适或干扰，导致视觉感知能力降低，那么这些光线就可以被称为眩光。亮度干扰并非由眼睛的视觉能力决定，而是由过强光线所引发的干扰效应来决定。比如，银行内 1500 cd/m^2 的亮度会干扰到员工和客户，但对于医院手术室的手术灯来说，这样的亮度却是被接受的。

因此，理解对比度、眩光与视觉环境和视觉质量的关系，才能更好地优化视觉环境，提高视觉质量，进一步改善人们生活体验。

（一）眩光（Glare）的分类

眩光是由于视野中不适宜亮度分布，或在空间、时间上存在极端亮度对比，以致引起视觉不舒适和降低物体可见度的视觉现象。

眩光是由眩光源产生的一种视觉主观现象，但又是由眩光源客观产生的，能引起生理和心理失常。

眩光分类的方法有多种，通常采用根据眩光形成的机理和根据眩光对视觉的影响进行分类。

1. 根据眩光形成的机制分类

眩光根据其形成机制分为直接眩光、干扰眩光、反射眩光、对比眩光 4 类。

（1）直接眩光

直接眩光是指来自注视方向的高亮度发光体造成的眩光，产生眩光的发光体叫作眩光源，图4.3中太阳和汽车大灯都属于眩光源。

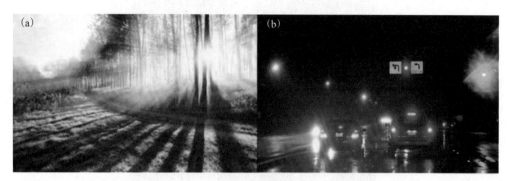

图4.3 太阳（a）和迎面驶来的车灯（b）引起直接眩光

（2）干扰眩光

干扰眩光又称间接眩光，是注视方向外的发光体产生的眩光。

人眼将注视物体成像在视网膜上，同时眩光源发出的光线也射入眼内，在眼球内引起散射。散射光像纱幕罩在视网膜像上对视觉的影响，原理如图4.4。

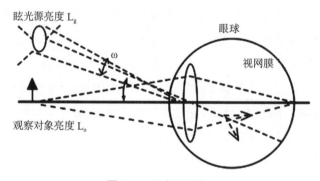

图4.4 眩光原理图

另一种干扰眩光为杂光，是视线外各方向多处光投射到视网膜黄斑中心以外区域，经过眼内反射或散射在视网膜上形成上一层光幕，使成像对比度下降，因而降低了作业能见度。常见杂光来源于玻璃幕墙或光面的建筑装饰；隧道出入口光线的变化，在隧道口容易产生"白洞"效应，也就是说驾驶人出隧道时因光线强度变化会出现明显的视觉差，出现短暂眩光"眼盲"，如图4.5所示。

（3）反射眩光

反射眩光由视野内的反射光，特别是靠近注视方向的反射光所产生眩光，如图4.6中来自光滑物体表面（高速公路路面或水面等）的反射光。又进一步细分为一次反射眩光、二次反射眩光和光幕反射3种。

一次反射眩光是指较强光线投射到被观看物体上，由于目标物体表面光滑产生反射而形成镜面反射现象或漫射镜面反射现象。

二次反射眩光是指当人体本身或室内其他物件亮度高于被观看物体的表面亮度时，而它反射光线又刚好进入人体视线内，这时人眼就会在画面上看到本人或物件的反射形象，从而无法看清目标物体。

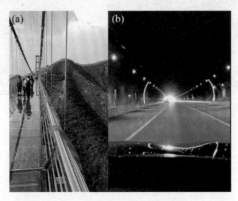

图 4.5　a. 室外玻璃栈桥反射光引起的干扰眩光。b. 隧道出口处"白洞"现象造成的干扰炫光

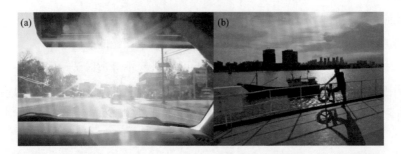

图 4.6　典型的反射眩光：路面 (a) 和湖面 (b) 反射太阳光引起的眩光

光幕反射是指视觉对象镜面反射，它使视觉对象的对比度降低，以致部分或全部难以看清物体细部。如果引起眩光是来自光滑物体表面的反射光，这种反射光中大部分是偏振光，偏振光眼镜可消除这种眩光。

（4）对比眩光

对比眩光是由于光环境中存在着过大亮度对比造成的眩光。一个亮着的街灯，白天行人不会注意到它的存在。而夜晚，行人就感觉街灯很刺眼。因为夜色背景亮度很低，而街灯就显得很亮，形成了强烈的对比眩光，如图 4.7。

2. 根据眩光对视觉的影响分类

根据眩光对视觉的影响分为不舒适眩光、失能眩光、失明眩光、光适应性眩光、医源性眩光 5 种。

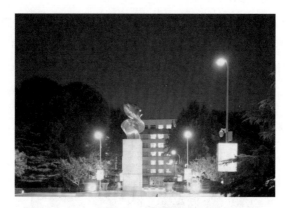

图 4.7　对比眩光

（1）不舒适眩光

如果眼睛突然曝光在高的亮度条件下，观察者会感到不适，通常表现为瞳孔收缩、眼睑开合和转头等反应。这种不适或疼痛感由于光在视野中的强度或分布不均匀引起，被称为不舒适眩光。不舒适眩光与以下 6 个不同因素相关：

①光源强度：突然曝光在非常强烈的光源下可能导致不舒适眩光。

②光源空间分布：光源的不均匀分布会增加不舒适眩光的感觉。

③光源时间分布：光源的快速变化或闪烁可能引起不舒适眩光。

④视野中背景亮度：与背景亮度之间的明显差异可能加剧不舒适眩光的感觉。

⑤视线方向和角度：观察者的视线方向和角度与光源之间的关系可能影响不舒适眩光的程度。

⑥个体差异和视觉敏感性：不同个体对光的敏感性和耐受性可能有所不同，因此他们对不舒适眩光的反应也会有所不同。

人们感到不适是眩光源大小和亮度综合作用的结果。天空产生不适所需的亮度接近于 105 cd/m²，而探照灯或激光等离散光源的亮度仅需 10 cd/m² 就足以引起不适感。眩光源与视线的夹角越小产生不适所需的光源亮度就越低，同时若视野有多个眩光源，其造成的不适影响可以相互叠加。

不适眩光又称心理眩光，在视野内使眼睛感觉不舒适的眩光，但并不一定降低视觉对象的可见度。只影响人的视觉舒适感，不影响视觉操作。直接眩光或反射眩光均可造成不舒适眩光，如某些太亮环境下感觉到的不适。

例 1：坐在强太阳光下看书，如图 4.8。

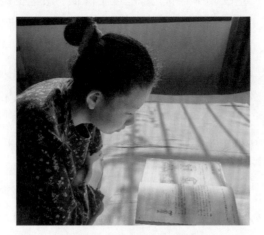

图 4.8　坐在强太阳光下看书

例 2：在漆黑的环境中玩手机，如图 4.9。

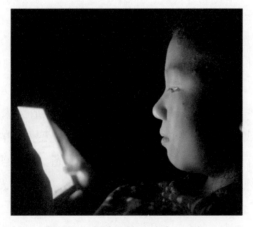

图 4.9　在漆黑的环境中玩手机

分析：当人眼视野必须在对比度很大的环境中相互转换时，就会感到不适，这种不舒服的情况会引起眼视力下降。周围环境光线太暗，使用者会感到来自屏幕的眩光，产生后像效应，造成眼疲劳、视物模糊。后像效应一种视觉生理现象，在视觉刺激停止后，形象感觉不立刻消失，而是逐渐减弱，形象感觉有残留现象。

在生活中我们可以通过调整某些环境因素来尽量保持视野中各种光线亮度的趋向一致，才能减少这种眩光对我们的影响。如当人在漆黑的房子里看视频时点一盏小灯便可避免不适型眩光。其他不舒适眩光，比如显示屏放在明亮的窗前时眼会感到来自显示屏周围的眩光，这时重新调整显示屏的位置或安装窗帘则可以解决问题。

随着年龄的增长，产生眩光所需的光源亮度会降低。衰老的眼睛与年轻的眼睛相比，40 岁以上的人不适眩光的问题会明显增加，这主要是由晶状体和眼内介质散射引起的。眩光和年龄、职业及人种之间具有明显的相关性：10 岁人的眩光亮度约为 8500 cd/m²，在 50 岁时下降到约 1700 cd/m²；20 ～ 68 岁人的感知眩光亮度的中位数为 3940 cd/m²；从事户外工作人的中位数为 6500 cd/m²，室内工作人为 3400 cd/m²；褐色眼睛的中位数为 4450 cd/m²，蓝色眼睛的人为 3770 cd/m²，这是由于眼介质和视网膜神经的变化所致。

眩光问题的主要成因可以归纳为 3 个变量：眩光源与视线的夹角 θ、眩光源的亮度 L_v 以及个体年龄。这些变量的调控对于设计出舒适的光照环境至关重要，通过挑选适当照明角度并且控制光源亮度，能够减小眩光的影响，从而提升视觉的舒适度和视觉效果。这一原则对于各个应用领域都有重要意义，包括室内照明、车辆照明以及户外照明等。

（2）失能眩光

眼睛并非完美的光学系统，无法在视网膜上产生精确的点对点图像，会出现失能眩光现象。同时光通过眼球介质时遵循瑞利散射定律（$1/\lambda^4$），不同波长的光将不均匀散射到视网膜上，视网膜图像上的散射光降低亮度对比度，干扰视觉感知和能见度。这意味着当光强度低于一定阈值时，眼睛难以分辨细微差异或低对比度的物体。失能眩光降低视觉感知的灵敏度和分辨能力，使物体辨识变得困难。

失能眩光有许多不同的来源，典型来源于离散光源（如街灯或汽车前灯）的眩光。实际上，可以认为视野中每一条发光线或点都有可能产生失能眩光，因为其眩光效应与光源强度及光源 – 视线夹角成正比。窗户、门和天空也可能成为失能眩光的来源。实验证明，在视野中存在两个或多个眩光源时，它们的效应是相互叠加的。

例如，迎面而来汽车的前照灯，它可以造成失能眩光。汽车前灯的眩光可能会导致视觉不适，当汽车经过后视网膜需要重新适应以恢复视力。但是白天打开前照灯的车辆通常更容易被看到，不能被归类为失能眩光源。

视野中亮度的区域变化或波动会引起不舒适的感觉，并导致视网膜需要不断地重新调整适应水平，这种现象被称为瞬态适应。为了减少瞬态适应的影响，目标亮度不应超过背景亮度的 3 倍或 4 倍。阴影亮度应限制在与背景相差 ±10% 的范围内，以避免造成不适感。通过保持目标亮度与背景亮度的适度差异和限制阴影的范围，可以提供更舒适的视觉体验。这样的设计原则有助于降低瞬态适应的影响，减少视觉疲劳和不适感。

失能眩光中视网膜黄斑中央凹处总散射光量与眼介质中散射颗粒的数量成正比。眩光源在中央凹上形成了光斑，从而改变了对视觉刺激的适应或敏感性。失能眩光在 40 岁以上的眼睛中更为严重，特别是在眼介质混浊的情况下更为严重，这是由晶状体和眼介质对波长为 420 ～ 650 nm 散射引起。

失能眩光指在视野内使人们的视觉功能有所降低的眩光，其只是降低视觉对象的可见度，并不一定产生不舒适感觉。它只对生理方面起作用，也称为"生理眩光"。直接或反射眩光都可能造成失能眩光，幻灯机在墙上的投影受到旁边强光的干扰而导致成像质量下降的表现就是典型的失能眩光。

案例：曾经在美国路易斯安那洲，一辆由西向东行驶黑色大卡车发生故障，停在路边维修。此时，夜幕渐渐降临，一位由东向西行驶的好心司机打开了车头灯，警告在坏卡车这条线的车辆注意安全。一辆有划痕的挡风玻璃的小车正由西向东驶来，对面好心司机车头灯光束通过挡风玻璃发生散射，扰乱了小车驾驶员视觉，结果他还没看到卡车就成为交通事故的牺牲品。

眼部因素引起失能眩光，最常见的是老年白内障患者（图4.10）。当人眼晶体开始出现点状混浊时，引起进入眼球的光线发生散射，从而使患者感觉视物模糊。这由于点状混浊常由极小微粒组成，散射光线以短波长光线为主，如蓝光。另外随着年龄增长，人眼晶体吸收紫外光能力降低，导致一些杂光也会产生失能眩光影响视网膜成像质量。

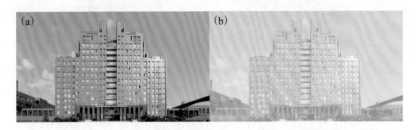

图4.10　a. 健康眼看到景象。b. 白内障引起失能眩光景象

（3）失明眩光

失明眩光是指眼睛是在受到强烈光线照射一定的时间后视敏度会暂时降低或丧失，并在一段时间内或永久看不清视场中的视觉目标，随后视敏度会逐渐恢复或永久丧失的现象，也称闪光盲。例如核爆炸后强烈闪光可使未加防护的飞行人员在短期内或永久无法看清眼前物体，如图4.11所示。

（4）光适应性眩光

光适应性是指当人从暗到亮的地方后出现双眼视觉下降的现象，如图4.12所示。这是由于强烈的眩光源在视网膜上形成中央暗点，致使人长时间视物不清，患黄斑疾病者反应尤为严重。

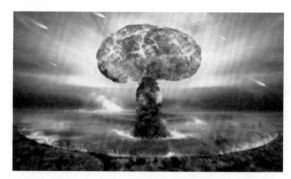

图 4.11　瞬时爆炸辐射强光引起的失明眩光

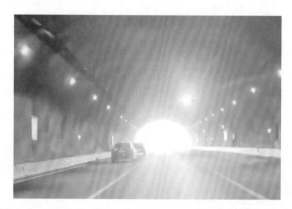

图 4.12　隧道出口处，外界光亮环境引起的光适应性眩光

（5）医源性眩光

医源性眩光是指眼部手术或不合适的眼镜引起眩光。比如说，准分子激光屈光手术（比如 LASIK 手术）是一种常见的改善视力的手术，通过改变角膜的形状以矫正近视、远视或散光。然而，手术可能会导致眩光的问题。这是因为手术改变了角膜的形状，有时可能会引发光线的异常折射，从而导致眩光。

这种眩光导致白天对光线过于敏感（也称为光恐惧），以及在夜间驾驶困难。夜间驾驶困难主要是由于对迎面或周围光源的过敏反应，这种光源可以包括车灯、街灯等。

综上所述，眩光形成是由内部因素和外部因素相互作用的结果。外部因素由直接和间接地外部强光源照射引起。正常的人工照明，适合人眼的光照照度是 100 ~ 300 lx，光线闪烁频率≥150 Hz。人眼能承受最大光亮度值约 106 cd/m^2，亮度过大时眼角膜和晶状体会产生散射，形成光幕影响视觉。内部因素由眼内各屈光介质或各屈光界面，对入射光产生漫反射而造成，表现为随年龄增长更为明显。

（二）眩光评测与危害

对于眩光评测，目前应用是国际照明委员会 CIE/ISO 标准 GR 指数（表 4.2），现在已经成为唯一评价眩光的指数，其计算公式为：GR=27+24 $\log\left(\dfrac{L_{V1}}{L_{Ve}^{0.9}}\right)$，其中 L_{V1} 是由灯具发出的光直接射向眼睛的光亮度，L_{Ve} 由环境引起直接射向眼睛所产生的光亮度。

表 4.2　GR 指数与不舒服眩光程度对应关系

GR	80	70	60	50	40	30
不舒适程度	严重刺眼	刺眼	略感晃眼	不舒服	略感不舒服	有轻微感觉

生理方面可导致屈光不正及视功能障碍，最严重的使视力完全丧失，较严重的会影响视力，轻度会降低工作效率；还可诱发神经系统和生物钟的紊乱。

心理方面如果人眼接触到眩光，就会感到刺激和压迫，长时间在这种条件下工作，会产生厌烦、急躁不安等情绪。失去舒适的视觉气氛，人精神状态就发生了变化，会对工作和生活造成不利影响。

（1）眩光在验光配镜实践中的影响：

①在安装半框或无框镜架的镜片时，不要为了漂亮而将镜片边缘过度抛光。因为过度抛光，会使镜片抛光位置产生折射性眩光，表现出镜片边缘有亮光圈的感觉。

②选购镜片时尽量选择知名品牌的镜片，因为劣质镜片膜层镀膜不均匀，可以在镜片表面产生镜面反射性眩光，造成眼睛从非垂直于镜片表面方向出视时存在大范围的光晕感，影响视力。

③由于高折射率的镜片的边缘棱镜效应明显，所以可能会产生彩虹式的色散性眩光，对于部分折射率敏感的患者造成视觉困扰。

④没有镀减反膜的镜片，前后表面都会产生镜面反射，而出现光斑感，因此一定要选择镀减反膜的镜片。

⑤镜片出现脱膜后，如果继续使用，则龟裂的边缘在侧光照射下会产生光栏感，表现为类似玻璃破碎一样的眩光感觉。

（2）对于室内眩光的控制，以下是一些常见的方法和工具：

①选择眩光较小的人工光源：在室内环境中，选择光源时，优先选择产生较少眩光的光源，例如使用光线柔和、均匀分布的 LED 灯。

②减少引起眩光的高亮度光源面积：减少过亮光源的面积，可以通过遮挡部分光源或使用遮光罩等方式实现。

③提高眩光源周围环境的亮度，减少亮度反差：增加眩光源周围的环境亮度，例如通过增加间接照明或均匀分布的环境光，可以减小眩光对视觉的影响。

④调整眩光源与视觉观察者的相对位置，增大视线和眩光源之间的夹角：调整眩光源的位置，使其与视线夹角变大，可以减少眩光的直接入射，从而降低眩光的强度。

⑤用挡光板、灯罩等遮挡眩光光线：使用挡光板、灯罩等设备，可以在一定程度上遮挡眩光的直接照射，减少眩光的干扰。

（3）对于个体防护，以下是一些防眩光的工具和方法：

①戴防眩光眼镜（偏振眼镜）：特制的防眩光眼镜，如偏振镜片，可以有效降低眩光的影响。

②贴防眩光膜：在需要的显示屏或玻璃表面上贴上防眩光膜，可以减少眩光的反射和折射。

③调整注视物与照明间的角度：调整眼睛注视物体与照明源之间的角度，以减少眩光的直接入射。

④调整视频终端和周围亮度：调整视频终端的亮度和对比度，以及周围环境的照明，以减少眩光对观看体验的影响。

这些方法和工具可以帮助减轻眩光问题，并提供更舒适的视觉环境。根据实际情况，您可以选择适合自己的方法来控制眩光和保护视力。

第五章　环境其他因素

一、热岛效应

（一）概述

自从 20 世纪 90 年代以来，世界各大城市出现了一个地区性的气候现象：从早晨到日落之后，城市的气温明显高于周边地区，并且容易形成雾霾。这个现象的发现归因于人造卫星问世，通过利用红外线技术从高空拍摄地球表面的图像，能够对地球的气候和天气进行观测和分析。最初，这种红外线拍摄技术主要用于气象观测，用来分析云层和降雨情况。然而，后来在红外线影像中发现了城市和周边地区温度明显差异的现象，城市看起来就像是在周边地区中间浮出来的一个热岛。

热岛效应是指城市和周边地区之间温度差异的现象。它通常在城市地区表现为较高的气温，相对于周围郊区和乡村地区。热岛效应的形成主要是由于城市的人口密度、建筑物和街道的特性以及工业活动所产生的热量释放。

城市异常温度上升的主要原因，来自于大楼和柏油路面对太阳光的蓄热和城市内部林立的大楼中的空调设备排出的热空气、树木减少所产生的城市圆顶效应等。此外，城市的人口密度和工业活动也会产生大量的热量。由于气温高，所以会出现突然的降雨。近几年，大楼不断向高空发展，河流沿岸被建筑物覆盖，都遮挡着风的流动，加剧了城市内部的高温化。同时内陆城市的热岛现象比海岸城市更显著。一般认为海水水温变化少，能够冷却邻近地区的空气。位于内陆盆地内的城市因为大气的不良循环，特别容易受到热岛的影响。

（二）对环境和气候的影响

热岛效应对环境和气候产生广泛影响，热岛效应导致城市中的温度升高，影响城市居民的舒适度和生活质量。高温环境可能导致热应激、中暑和脱水等健康问题。

紫外线辐射增加。热岛效应导致城市地区的气温升高，进而增加了紫外线辐射强度。长时间曝光在强烈紫外线下，眼睛可能受到损害，引发眼睛疾病如白内障、角膜炎等。紫外线不仅存在于夏季阳光强烈的日子，还会在阴天和冬季时存在。因此，无论在何时何地，户外活动时都应佩戴防紫外线的太阳镜，并选择具有 UV-400 保护的镜片，以遮挡紫外线的直接照射。

空气质量下降。热岛效应会导致城市中大量污染物和有害气体的聚集，空气质量下降。这些污染物包括颗粒物、汽车尾气和工业废气等，它们会对眼睛产生刺激和伤害。长期曝光在污染的环境中，可能引发眼部不适、干涩、红眼等问题，甚至加剧已有的眼病症状。为了保护眼健康，建议在空气污染较为严重的日子减少户外活动，并保持室内空气清新，使用空气净化器和室内植物帮助过滤空气中的有害物质。

热岛效应还会影响城市的能源消耗和空气质量。由于城市中的温度升高，居民往往会增加空调的使用，这导致能源消耗的增加。此外，高温环境也会加剧空气污染问题。光化学反应是指太阳辐射与大气中的污染物发生反应，产生臭氧和其他有害气体。热岛效应下，光化学反应增加，臭氧浓度上升，对空气质量产生负面影响。

（三）对人体健康的影响

热岛效应对人类健康产生直接和间接的影响。直接影响包括由高温环境引起的健康问题，如热应激、中暑和脱水。高温环境下，人体对热量的散热能力减弱，导致身体无法有效调节体温，从而对心血管系统和呼吸系统产生负面影响。

间接影响则涉及空气质量的恶化。热岛效应导致光化学反应增加，使得空气中的臭氧浓度上升。长期曝光于高浓度的臭氧中会对呼吸系统产生不利影响，增加哮喘、支气管炎和过敏等疾病的风险。

此外，高温环境还可能导致心血管疾病的发病率上升。长时间暴露于高温中会导致血管扩张，增加心脏负担，并使血压升高，从而增加心血管疾病的风险。

（四）对眼健康的影响

高温和湿度可能会加剧干眼症的症状，干眼症是一种常见的眼疾，主要表现为眼睛干燥、痒或者疼痛。此外，热岛效应可能会加剧空气污染，这也可能对眼睛健康产生影响。例如，空气中的颗粒物和化学物质可能会引发眼睛刺激或过敏反应，可以使用人工泪液来缓解眼睛的干涩和不适感。

高温环境下的热岛效应会增加人体的热应激和脱水风险，进而影响眼睛的健康。热应激可能导致眼部血管扩张，引发眼睛疲劳、充血和干涩。这导致眼睛表面的水分蒸发，引发干眼症状，造成眼睛干涩、痛痒和视力模糊。在高温天气中，要保持充足的水分摄入，建议每天饮用足够的水，并适时补充电解质。

更重要的是，热岛效应可能加剧空气污染，这也可能对眼睛健康产生影响。例如，空气中的臭氧（O_3）、二氧化氮（NO_2）和颗粒物（PM）可能会影响眼睛。一些研究发现，室内臭氧和二氧化氮的水平与干眼症症状的严重程度有关。这些气体的曝光可能导致眼睛中的细胞死亡、氧化应激和炎症。同时，空气中灰尘含量较高与泪膜破裂时间（BUT）

的降低有关。灰尘可能也会对眼睛组织产生氧化应激，从而损害 DNA。

由于热岛效应使城市地区的温度升高，人们在夜间难以获得舒适的睡眠环境。失眠会导致眼睛疲劳、视力下降和眼部不适等问题。建议在夜间保持良好的通风，选择合适的睡眠温度，确保充足的睡眠时间，以减轻眼睛疲劳和视力问题。此外，避免长时间盯着电子屏幕，进行适当的眼部休息和眼保健操，有助于减轻眼睛的压力。

（五）应对热岛效应的方法

虽然我们不能消除热岛效应，但我们可以采取一些措施来减轻其对眼睛健康的影响。例如，我们可以在高温和高污染的日子里尽量避免在户外活动，或者使用护目镜来保护我们的眼睛；还可以使用人工泪液来帮助保湿眼睛，使用加湿器增加相对湿度，或者在热和 / 或干燥的环境中增加液体的摄入。此外，安装空气净化器可以帮助去除室内空气中的污染物，保护眼睛免受 PM 和生物气溶胶的影响。在室内放置植物也有助于去除空气中的某些类型的污染物。

为了预防和缓解热岛效应对眼健康的影响，有几项策略可以采取。首先，改善城市规划和设计，包括增加绿地和水体，以及采用高反射和保湿性材料来减少热量吸收和储存；增加绿色植被可以降低温度，提供阴凉的环境，减轻眼睛的热应激。

其次，个人保护措施也是重要的。在高温天气中，人们应该注意眼部的保护。佩戴太阳镜可以阻挡紫外线和有害光线，减少对眼睛的伤害。选择宽边帽子和遮阳伞可以提供额外的遮挡。

热岛效应对眼健康产生了明显的危害，包括紫外线辐射增加、空气质量下降、热应激和脱水以及失眠和眼睛疲劳等问题。为了保护视力和眼健康，我们需要采取一系列的措施，如佩戴防紫外线太阳镜、减少户外活动时间、保持室内空气清新、充足的水分摄入和良好的睡眠习惯等。同时，应该加强对热岛效应的治理，减少城市温度升高的影响，为人们提供更健康的生活环境。

总之，热岛效应对眼健康有一定的危害。了解并采取相应的预防和缓解措施对于保护眼睛健康至关重要。政府、城市规划者和个人都应该共同努力，减少热岛效应的影响，创造更健康、舒适的城市环境。

二、噪声污染

声波在实际传播过程中会产生反射、折射、散射、透射、绕射、干涉等现象，从而改变传播方向和强度，如图 5.1。

当今世界五大主要污染：噪声污染、空气污染、废水污染、固体废物污染、光污染。噪声污染位列其首。

噪声对人及周围环境造成不良影响。噪声污染属于物理污染，基本上都是人为造成的。

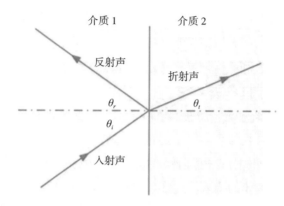

图 5.1　声波的反射和折射定律

噪声的频率特性可以细分为：低频噪声，其频率在 400 Hz 以下；中频噪声，频率介于 400 ~ 1000 Hz；以及高频噪声，频率超过 1000 Hz。每种频率范围的噪声都可能产生不同的影响和后果。

噪声可以损伤听觉器官，长期暴露在过高的声音环境中可能会导致听力衰退，严重时甚至可能引起永久性的听力损失，如保护人们的听力和身体健康，噪声的允许值为 75 ~ 90 dB。

尽管噪声对视觉器官的直接影响并非十分明显，但在高噪声环境下产生的压力和紧张感可能间接影响视力。当噪声达到 90 dB 时，人的视觉敏感度下降，识别弱光反应时间延长。当噪声达到 95 dB 时，有 40% 的人瞳孔放大，视觉模糊。当噪声达到 115 dB 时，多数人眼球对光亮度适应都有不同程度的减弱。人长时间处于噪声环境中，会出现眼损伤现象，如眼疲劳、眼痛、眼花、视物流泪。另外，色觉发生异常，红、蓝、白 3 色视野缩小 80%。

噪声对睡眠的干扰也是一种严重的健康问题。持续的噪声环境可能导致睡眠质量下降，从而影响个体的生理和心理健康，如睡眠时间建议环境噪声的允许值为 35 ~ 50 dB。

噪声还可能干扰交谈、通讯和思考，如保障交谈、通信联络环境噪声允许值为 45 ~ 60 dB。在嘈杂的环境中，人们可能难以集中注意力，这可能对工作效率和学习效率产生负面影响。

对于生理影响，噪声可能会损伤心血管系统，引发消化系统疾病，导致神经系统功能紊乱、精神障碍、内分泌紊乱，甚至可能导致事故率升高。长期处于噪声环境中的人可能会体验到压力增大，心率加快，这可能增加心脏疾病的风险。

从心理角度看，噪声也会导致人们出现焦虑、抑郁等心理疾病。儿童和胎儿对噪声尤其敏感，长期处于噪声环境中可能会影响他们的生理发育和学习能力。对于动物，噪声同样具有破坏性。特别是对野生动物来说，噪声可能会干扰其正常的繁殖、觅食和迁徙行为。

噪声对物质结构的影响，虽然不太为人注意，但其实也同样存在。例如，持续的高频噪声可能会对建筑物的结构完整性产生负面影响，导致微小裂痕的产生和扩大。

噪声污染具有以下几个显著的特征：

①广泛的污染面积：噪声污染无处不在，其覆盖范围广大，噪声源可能来自各种地方，如交通、建筑工地、工业生产、社区活动等。这种现象使得噪声污染难以避免，因为即便在室内，外部的噪声也可能通过墙壁和窗户传播进来。

②变化多端的噪声强度：不同的噪声源和距离噪声源的远近会产生不同强度的噪声，因此人们接触到的噪声强度可能会有所不同。此外，一天中不同时间点的噪声强度也可能会有显著变化，如白天的交通噪声通常要大于夜间。

③不会积累的性质：与其他形式的污染不同，噪声不会在环境中积累。这是因为噪声是声波的传播，当声源停止振动后，声波会逐渐消散，其能量最终转变为热能。

④与声源密切相关：噪声污染与声源振动的存在密切相关。一旦声源停止振动，噪声污染也就随之消失。然而，由于在现代社会，许多声源（如交通、工业生产等）几乎是持续不断的，所以噪声污染成了一个长期存在的问题。

案例：20 世纪 60 年代，美国空军测试喷气式飞机超音速实验，每天 8 次，高度10 000 m，为期 6 个月。结果，在飞机"轰"声的作用下，旁边养鸡场的 10 000 只鸡，仅剩下 4000 只。

实验证实：动物在超过 150 dB 的低频噪声场中，会引起眼部振动，造成视觉模糊。豚鼠在 170 dB 噪声中 5 min 就会死亡。

噪声控制要三位一体地进行。即从声源上根治噪声，从传播途径上降低噪声，在接受点进行防护。通常采用吸声、隔声、消声器、绿化降噪的方法控制噪声。

噪声污染已经成为需要社会各方面共同努力解决的重要环境问题。通过理解噪声污染的特点，我们可以更好地制定出有效的噪声管理和控制策略。

三、颜色因素

颜色是我们周围世界的重要组成部分，它不仅给予物体外观，还对我们的感知、情绪和行为产生深远的影响。在社会中，各种颜色被广泛运用于设计、营销和心理疗法等领域，以引起人们的注意、激发情绪或传达特定信息。本文将详细探讨社会中各种颜色对视觉、视力及心理的影响。

红色是一种引人注目且具有强烈情感的颜色。在社会中，红色常被用于表示力量、激情和警示。研究发现，红色可以增加人们的心率和血压，激发注意力和兴奋感。视力方面，红色被认为对于远距离和低光环境的识别更加困难。心理上，红色被认为与活力、竞争和冲动等情绪相关联。红色在社交媒体和广告中广泛使用，以吸引用户的注意力和激发购买欲望。

蓝色被视为一种冷静、安宁和放松的颜色。在社会中，蓝色常被用于传达稳定性、可靠性和专业性。研究表明，蓝色有助于降低心率和血压，促进放松和冥想状态。视力方面，蓝色对于近距离和明亮环境的识别更加困难。心理上，蓝色被认为与平静、信任和安全感相关联。蓝色在医疗机构和科技公司的品牌设计中常被采用，以传递专业和可靠的形象。

黄色是一种明亮、积极和活力的颜色。在社会中，黄色常被用于表示快乐、活跃和注意。研究表明，黄色可以增加注意力和警觉性，提升情绪和刺激大脑活动。视力方面，黄色被认为对于周围环境的感知和细节识别更加敏感。心理上，黄色被认为与乐观、创造力和社交性相关联。黄色常被用于食品和旅游行业的标识和广告，以传达活力和吸引顾客的注意。

绿色是一种平衡、和谐和自然的颜色。在社会中，绿色常被用于传达健康、环保和平和。研究发现，绿色可以减轻压力和焦虑，促进身心放松和恢复。视力方面，绿色被认为对于中距离和自然环境的识别更加敏锐。心理上，绿色被认为与平和、希望和平衡相关联。绿色在健康和可持续发展领域的营销和设计中被广泛运用，以传递健康和环保的价值观。

除了红、蓝、黄、绿这些常见颜色外，其他颜色如紫色、橙色、粉色等也在社会中发挥着重要作用。每种颜色都有其独特的视觉效果和心理联想，对个体的情绪和行为产生不同的影响。紫色常与神秘和创造力相关联，橙色传递活力和温暖的感觉，粉色常被视为柔和和浪漫的颜色。

社会中各种颜色对视觉、视力和心理产生广泛而深远的影响。红色激发兴奋和注意力，蓝色促进放松和冥想，黄色增加活力和注意力，绿色传递平和和健康的感觉。了解颜色对我们的影响有助于有效利用颜色来达到特定的目标，如吸引注意力、传递情绪或塑造品牌形象。在设计、营销、心理疗法等领域，合理运用颜色的力量可以产生积极的影响，提升人们的体验和生活质量。

除了视觉、视力和心理方面的影响外，颜色还对身体和社会生活产生一系列的影响。

生理影响：研究表明，颜色对人体生理功能有一定的影响。例如，红色被认为可以增加食欲和呼吸速率，蓝色可以降低心率和血压，绿色可以减轻压力和焦虑。这些生理反应可能与颜色对大脑的刺激和神经系统的影响有关。

食欲和食物选择：颜色对食物的呈现和感知也有影响。例如，红色和黄色被认为可以增加食欲，因此在食品行业中常被用于标识和包装设计。另外，研究还发现，蓝色可以抑制食欲，因此很少在食品中使用。

情绪和心理状态：不同颜色可以唤起不同的情绪和心理状态。例如，红色被认为与激情和冲动相关联，蓝色与冷静和放松相关联，黄色与快乐和活力相关联，绿色与平和和希望相关联。因此，在情绪调节和心理疗法中，可以使用适当的颜色来促进特定的情绪和心理状态。

文化和社会意义：颜色在不同文化和社会中具有不同的意义和象征。例如，红色在中国文化中象征幸运和喜庆，白色在西方文化中象征纯洁和和平。这些文化和社会意义会影响人们对颜色的感知和态度，并在日常生活中得到体现，如传统节日、庆祝活动和婚礼等。

当我们深入探讨颜色对身体和社会生活的影响时，还有一些重要的方面需要考虑：

注意力和集中力：不同颜色对注意力和集中力也有影响。亮丽和明亮的颜色，如红色、橙色和黄色，常常被用于引起注意和提高集中力，因此在交通标志、警告标识和紧急情况下常见。相反，柔和和冷静的颜色，如蓝色和绿色，可以帮助人们放松和集中注意力。

社交互动和情感表达：颜色也在社交互动和情感表达中扮演重要角色。例如，红色被认为是一种引起浪漫和激情的颜色，因此常用于情人节和浪漫场合。另外，研究发现，暖色调的颜色，如黄色和橙色，可以增加社交互动和创造积极的情感氛围。

空间感知和环境感受：颜色可以影响我们对空间的感知和环境的感受。明亮和温暖的颜色可以营造温馨和舒适的氛围，而冷静和柔和的颜色则可以创造宁静和放松的环境。这就解释了为什么在家居装饰中常用柔和的颜色来打造放松和休闲的氛围，而在办公场所常使用明亮的颜色来增加活力和刺激工作效率。

品牌认知和市场营销：颜色在品牌认知和市场营销中扮演着关键角色。许多品牌选择特定的颜色作为其标志性颜色，以在消费者心中建立品牌认知。例如，可口可乐的标志性红色和麦当劳的标志性黄色。颜色还可以激发特定的情绪和态度，从而影响购买决策和品牌忠诚度。

颜色对身体和社会生活的影响是多方面的。它们可以影响我们的注意力、情绪、社交互动、环境感受和购买决策等方面。理解和运用颜色的影响力，可以帮助我们更好地塑造个人形象、营造适宜的环境、促进社交互动以及推动品牌认知和市场营销。然而，需要注意不同文化和个人对颜色的感知和偏好可能有所不同，因此在运用颜色时要考虑到多样性和个体差异。

颜色不仅对视觉、视力和心理产生影响，还对身体和社会生活产生一系列的影响。了解颜色的这些影响有助于我们更好地运用颜色，从而达到特定的目标，如调节情绪、增强品牌形象、促进健康等。同时，需要注意不同文化和社会背景下对颜色的不同理解和象征，以避免产生误解或冲突。

四、视觉污染

丑、脏、杂、乱、无秩序、不协调的事物，通过视觉干扰人的生物节律影响正常生活秩序，产生危害人体健康的负效应。眼睛像是一对自动的搜索器，总是处于寻找状态，大约两到 3 s 就会移动 1 次，每次移动总要抓住一些东西。在现代化城市中，存在无内容视野和单质视野两种视觉污染环境。

无内容视野环境里面，人没有什么可以抓到的具体内容，结果就会出现视觉饥渴。而大城市里的人，眼睛明明是看到了很多东西，但却好像什么东西都没看到，空空洞洞的，城市景色给我们视觉带来一种污染。

单质视野是指集中了大量同样成分的视觉环境。城市中，把同样的东西组合在一个平面上，如用同一种格式铺人行道、用同样花色的瓷砖贴一面墙、大厦墙面全部相同的窗户；同样的设计、同样的风格、同样的感觉，这就是单质视野。

视觉生态学家认为，千篇一律的东西让人心情不舒畅，甚至烦躁不安。人神经细胞按照自己的规律在工作，大脑不喜欢千篇一律的东西。世界本来是千变万化的，春夏秋冬、高山平原、丘陵森林、沼泽沙漠。置身大自然时，感到身心无比愉悦。城市是人造出来的，很多时候，城市棱角分明的几何建筑图景传达给我们的是一种很单调的信息，看久了大脑就会产生烦躁的情绪。

视觉生态学家警告视觉污染会导致神经功能、体温、心律、血压等等失去协调。引起头晕目眩、烦躁不安、饮食下降、注意力不集中、无力、失眠等症状。杂乱无章的建筑物，凌乱的电线、电杆，密如篱笆的电视天线，眼花缭乱的广告牌等，都会引起视觉污染，造成情绪烦躁、郁闷不悦、疲劳倦怠、注意力不集中、自控能力减弱、诱发神经官能症等视觉污染综合征。

视觉污染和光辐射是我们在现代生活中常见但常被忽视的两种环境问题。当我们遍地开花的广告牌、无序悬挂的电线和不和谐的建筑物严重干扰视觉感受时，我们可能就遭受了视觉污染。而当夜晚被强烈的人造光源照亮，或者眼睛长时间受到电脑和手机蓝光刺激时，我们就可能处于光辐射的威胁之下。这两者虽然不如某些物质污染那样直接致命，但它们的潜在危害，包括对生物钟的影响、对天文观察的干扰，以及对动物行为的改变等，都足以引起人民高度重视。现在是时候重新审视我们的生活环境，并采取必要的步骤来减轻视觉污染和光辐射带来的负面影响了。

第六章　总结与展望

　　《环境视光学》讨论了环境因素的相关概念和原理，并明确地阐释了辐射与物质相互作用的方式。尽可能全面地分析环境因素对人类视觉的影响。它涵盖了各种主题，包括基础的辐射能概念，光与物质的相互作用，以及噪声、热岛效应、颜色、视觉污染等其他各种因素对视觉的影响。相关主题的探讨对于视光学专业人员和一般读者今后保护和优化视力都具有重要的意义。

　　尽管该书提供了许多有用的信息和洞察，但在某些方面可能还有待加强。例如，虽然书中详细探讨了环境因素如何影响视觉，但对如何实际应用相关知识以改善人类视觉健康和舒适度的具体建议不足。另外，虽然该书深入研究了环境与眼睛健康的关系，但对于其他健康问题，如睡眠障碍或心理健康的交叉影响，没有足够的覆盖。

　　在职业眼病的防控上人类面临着新的挑战。随着越来越多的人开始从事长时间面对视频终端的工作，如何保护视力，预防视疲劳和其他视觉问题，将成为非常重要的课题。因此，我们需要进一步推动环境视光学知识的普及和提高公众意识，向公众传播正确的信息，使人们了解环境因素如何影响眼睛健康，以及应当采取何种措施减少伤害。

　　在未来的展望中，随着人类对于外太空探索的进一步深入，必须解决并应对在太空环境中与视觉相关的问题，如太空辐射对眼睛的影响，以及如何保护宇航员的视力等等。

　　随着人工智能（AI）和机器学习（ML）技术的快速发展，期待这些技术将对环境视光学研究产生重大影响。AI 和 ML 可以帮助我们更精准地分析和理解光与眼睛复杂的相互作用，提供个性化视觉保健建议，并提供创新的解决方案来处理视觉障碍。

　　另外，新型照明技术，如 LED 和 OLED，正在改变我们的生活和工作环境。分析这些新光源对眼睛的影响，以及如何最好地利用它们，将是一个重要的研究领域。

　　在本书的编辑过程中，我们逐渐认识到正在探索一条深入理解环境与眼睛相互作用关系，以及如何在多样化的环境条件下保护和优化视觉的道路。未来的视觉科学研究不仅需要新的技术和工具，也需要我们思考用新的方式充分利用环境因素保护人类的视觉。

　　总的来说，《环境视光学》提供了人类如何与环境互动的有用框架。通过研究、学习和探讨，可以进一步发展和应用环境视光学的知识，为改善人类的视觉健康和提高生活质量做出贡献。